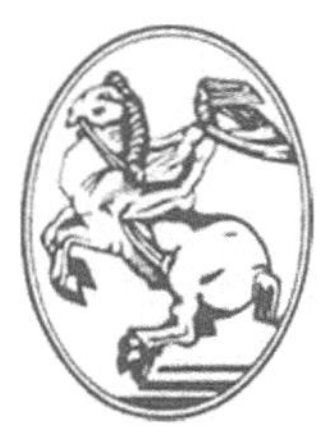

W0269309

Paraneoplasien, Tumorsyntropien und Tumorsyndrome der Haut

M. Hagedorn
G. F. Hauf
C. Thomas

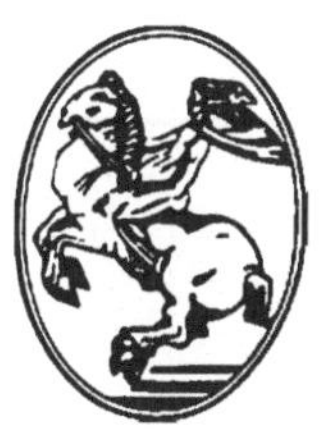

Springer-Verlag Wien GmbH

Priv.-Doz. Dr. MANFRED HAGEDORN
Universitäts-Hautklinik, Freiburg i. Br., Bundesrepublik Deutschland

Dr. GERHARD F. HAUF, Prof. Dr. CARLOS THOMAS
Pathologisches Institut, Universität Freiburg i. Br., Bundesrepublik Deutschland

© Springer-Verlag Wien 1978
Ursprünglich erschienen bei Springer-Verlag Wien New York 1978
Softcover reprint of the hardcover 1st edition 1978

Vertriebsrechte für die sozialistischen Länder:
Akademie-Verlag Berlin

Mit 37 Abbildungen

ISBN 978-3-7091-2281-5   ISBN 978-3-7091-2280-8 (eBook)
DOI 10.1007/978-3-7091-2280-8

Herrn Professor Dr. K. W. Kalkoff,
Ordinarius für Dermatologie
in Freiburg i. Br. von 1960—1978

Geleitwort

Mit der Formulierung des Titels dieser Gemeinschaftsarbeit von Pathologen (C. Thomas und G. F. Hauf) und Dermatologe (M. Hagedorn) ist die Absicht erkennbar, den Begriff Paraneoplasie nicht ausufern zu lassen, sondern ihn gegen Syntropien und Tumorsyndrome abzugrenzen, soweit das bei unserem derzeit noch lückenhaften Wissen über die inneren Zusammenhänge bei Zusammentreffen von Hauterscheinungen mit Tumoren möglich ist. Nun sind Krankheitserscheinungen, die nicht auf einer unmittelbaren lokalen Einwirkung der Geschwülste beruhen, die aber überzufällig häufig mit Tumoren kombiniert auftreten, in einem größeren Rahmen zu sehen. Sie sind nicht auf die Haut beschränkt, sondern spielen als hämatologische, endokrine, neuromuskuläre Befunde und in Form von Stoffwechselstörungen zahlenmäßig schon jetzt eine erhebliche Rolle. Als gegenüber den Hauterscheinungen schwerer erfaßbare, weil stärker verborgene Symptome dürften sie mit zunehmender Kenntnis und verbesserter Diagnostik mehr und mehr erkannt werden. In das Auge fallen aber zunächst die Hauterscheinungen, und es ist deshalb kein Zufall, daß mit der Acanthosis nigricans krankhafte Veränderungen der Haut am Anfang des Begriffes stehen, der später als Paraneoplasie umschrieben wurde. Ihren Ursprung in der Dermatologie teilen die Paraneoplasien mit vielen anderen Krankheiten, wie dem Lupus erythematodes, der Sarkoidose, der Sklerodermie u. a. Diese „Phylogenese" der Nosologie wird im Einzelfall immer wieder bewußt oder unbewußt nachvollzogen werden, wofür allerdings die Kenntnis der Hauterscheinungen bzw. das Vermögen ihrer Analyse unerläßlich ist.

Aus dieser Sicht dürfte die vorliegende Monographie, in der Häufigkeit, Alters- und Geschlechtsverteilung, histologische Tumortypen und Tumorlokalisationen sowie die formalpathogenetische Einordnung derjenigen Symptome der Haut aufgezeigt werden, die auf die Existenz eines Tumors im Organismus hinweisen, für Internisten, Chirurgen, Dermatologen, Pathologen, ja für jeden praktizierenden Arzt eine wertvolle Hilfe bedeuten.

Nicht unerwähnt sollte bleiben, daß die Problematik von Dermatosen bei malignen Tumoren innerer Organe erstmals dank der Initiative von J. Herzberg 1969 in einem größeren Rahmen abgehandelt und monographisch dargestellt wurde. 1972 wurden in Venedig anläßlich des XIV. Congressus Internationalis Dermatologiae mit den „skin markers of internal malignancies" die über die paraneoplastischen Dermatosen hinausgehenden Hauterscheinungen erörtert. Es ist unserem jugoslawischen Kollegen Šalamon (1977) zuzustimmen, daß trotz ihrer Aktualität und Wichtigkeit diesen Fragen in neuen Lehrbüchern mit wenigen Ausnahmen nur wenig Platz eingeräumt wurde. Um so notwendiger erscheint mir ihre monographische Darstellung.

Freiburg, im Frühjahr 1978 KARL WILHELM KALKOFF

Danksagung

Es ist uns eine angenehme Pflicht, Herrn Professor KNOTH, Direktor der Hautklinik der Städtischen Krankenanstalten Stuttgart-Bad Cannstatt, für die kritische Durchsicht des Manuskriptes sowie für seine wertvollen Ratschläge zu danken. Nicht zuletzt möchten wir auch dem Springer-Verlag Wien für sein Interesse und Entgegenkommen unsere Anerkennung aussprechen.

Freiburg, im Juni 1978 M. HAGEDORN
G. F. HAUF
C. THOMAS

Inhaltsverzeichnis

I. Einleitung

Erste Berichte über Hautveränderungen im Zusammenhang mit Tumoren wurden bereits in der zweiten Hälfte des letzten Jahrhunderts veröffentlicht. So wies im Jahre 1868 HEBRA auf die verstärkte Pigmentierung der Haut als mögliches Zeichen eines viszeralen Tumors hin. TROSSEAU (1877) machte auf das Zusammentreffen von Phlebitis und inneren Karzinomen, insbesondere von Pankreaskarzinomen, aufmerksam. Über das gemeinsame Vorkommen von papillären Hautwucherungen, Pigmentierungen und Geschwülsten innerer Organe berichtete DARIER (1893). Diese Hautveränderungen hatten bereits UNNA (1886), JANOVSKY (1890) und POLLITZER (1890) beobachtet. Im internationalen Schrifttum finden wir zahlreiche Einzelpublikationen sowie zusammenfassende Darstellungen, die sich mit dem Thema „Hautveränderungen als Zeichen eines malignen Tumors" beschäftigen (siehe Literatur).

Seit Anfang dieses Jahrhunderts wird vermehrt auf zahlreiche Symptome aufmerksam gemacht, die zwar im Zusammenhang mit Tumoren auftreten, aber nicht durch eine direkte, das heißt lokale Einwirkung der Geschwulst oder einer Metastase hervorgerufen werden. Diese Befunde und Symptome, für die DENNY-BROWN (1948) den Begriff *paraneoplastisches Syndrom* vorschlug, umfassen unspezifische Stoffwechselstörungen, Blut- und Gefäßveränderungen, kardiovaskuläre Syndrome, Endokrinopathien, Paraproteinämien, Haut-, Muskel- und Nervensyndrome (UEHLINGER, 1966; THOMAS et al., 1972; THOMAS et al., 1974; THOMAS, 1975).

Um eine *Dermatose* als *paraneoplastisches Syndrom* zu bezeichnen, sollten folgende Kriterien erfüllt werden (SCHNYDER, 1971):

1. Die Veränderungen lassen sich nur durch den Tumor und keine andere Noxe erklären.

2. Nach Entfernung oder Rückbildung der Geschwulst bessert oder bildet sich die Dermatose zurück.

3. Rezidive oder Metastasen des Tumors führen erneut zum Aufflammen der Dermatose.

4. Es liegt eine statistisch signifikante Korrelation zwischen der paraneoplastischen Hautveränderung und dem Tumor vor.

5. Haut- und Tumorsymptome treten gleichzeitig oder nahezu gleichzeitig auf.

Wichtig ist, daß Mikrometastasen oder eine lokale Tumorinfiltration als Ursache der Hautveränderungen ausgeschlossen werden.

Die Erfassung einer kutanen Paraneoplasie kann für die Diagnose, Prognose und möglicherweise auch für die Therapie eines Geschwulstleidens von Bedeutung sein.

Die verschiedenen kutanen Paraneoplasien lassen sich in Gruppen zusammenfassen (siehe Tab. 1). Sie sind von den *Tumorsyntropien* abzugrenzen: Hier treten bei einem Patienten gleichzeitig oder hintereinander 2 oder mehrere eigenständige und untereinander unabhängige Krankheiten auf, das heißt Leiden mit eigener formaler Pathogenese und Ätiologie. Als Beispiel einer derartigen Tumorsyntropie kann das Zusammentreffen von einem Herpes zoster und einem malignen Lym-

Tabelle 1. *Kutane Paraneoplasien*

1. Acanthosis nigricans maligna

2. Ichthyosiforme und keratotische Dermatosen
   2.1. Akrokeratose
   2.2. Ichthyosis acquisita
   2.3. Tylosis palmaris et plantaris

3. Erytheme
   3.1. Erythema exsudativum multiforme
   3.2. Erythema figuratum
   3.3. Erythema gyratum repens

4. Bullöse Dermatosen
   4.1. Dermatitis herpetiformis
   4.2. Pemphigoid

5. Akrodermatitis chronica atrophicans

6. Erkrankungen der Haare
   6.1. Hypertrichosis lanuginosa et terminalis acquisita
   6.2. Mucinosis follicularis

7. Pigmentstörungen

8. Erkrankungen der Hautgefäße
   8.1. Thrombophlebitis migrans

9. Erkrankungen des Bindegewebes der Haut
   9.1. Dermatomyositis
   9.2. Lupus erythematodes

10. Stoffwechselstörungen
    10.1. Porphyria cutanea tarda

phom erwähnt werden. Eine scharfe Trennung zwischen Paraneoplasie und Tumorsyntropie wird aber häufig nicht durchzuführen sein. So werden einige Krankheiten — trotz unbekannter Pathogenese, wie z. B. der Lupus erythematodes, die Dermatomyositis oder die Akrodermatitis chronica atrophicans — als eigenständiges Leiden angesehen. Auch unter Berücksichtigung diagnostischer und prognostischer Gesichtspunkte erscheint die Abgrenzung zwischen Paraneoplasie und Tumorsyntropie nicht immer sinnvoll.

Letztlich sind noch verschiedene Hautveränderungen als fester Bestandteil eines *Tumorsyndroms* (oder Phakomatose) zu erwähnen. In diesen Fällen werden unterschiedliche Symptome syndromal gekoppelt, dabei kann die Ätiologie unbekannt sein oder es kommen mehrere Ursachen in Frage. Als Beispiele von Tumorsyndromen oder Phakomatosen mit Hautmanifestationen sind die Neurofibromatose Recklinghausen, das Peutz-Jeghers-Syndrom, das Gardner-Syndrom und andere zu nennen.

Schwerpunkt dieses Beitrages sollen die kutanen Paraneoplasien sein, während die Tumorsyntropien und die Tumorsyndrome dieses Thema lediglich ergänzen sollen. Nicht berücksichtigt haben wir:

1. *Allgemeine unspezifische Hautsymptome, die bei Tumoren vorkommen können,* so z. B. der Pruritus beim M. Hodgkin, der Ikterus beim Pankreaskopfkarzinom, Pyodermien bei geschwulstartigen Systemerkrankungen mit herabgesetzter Immunabwehr und andere.

2. *Hauttumoren,* die als unmittelbare *Folge eines chronischen Hautleidens entstehen.* Hier kann man als Beispiel das Plattenepithelkarzinom der Epidermis in der Umgebung einer chronischen Fistel nennen. Auch die Tumoren auf dem Boden eines Xeroderma pigmentosum bleiben unerwähnt.

3. *Stoffwechselstörungen bei Tumoren, die zu Ablagerungen im Bereich der Haut führen,* so z. B. die Ablagerungen von Paraproteinen beim generalisierten Plasmozytom.

Wie bei unseren früheren Beiträgen zu den neurologischen, endokrinen und hämatologischen Paraneoplasien (THOMAS et al., 1972, 1974) mußten wir uns bei diesen Untersuchungen auf die Auswertung publizierter Fälle stützen. Unter Berücksichtigung folgender Gesichtspunkte werteten wir 704 einschlägige Fälle aus: Alters-, Geschlechtsverteilung, Verlaufsdauer, zeitliche Beziehungen zwischen Tumor und Hautveränderungen sowie Lokalisation der Hautveränderungen und der Tumoren.

Wir haben uns zwar bemüht die wichtigsten Beiträge aus dem internationalen Schrifttum zu berücksichtigen, eine vollständige Aufzählung hätte aber den Rahmen dieser Arbeit gesprengt. Zahlreiche ausgewertete Publikationen werden daher im Text nicht erwähnt, sind aber im Literaturverzeichnis aufgeführt.

Literatur

ALEXANDER, S.: The effects of carcinoma on the skin. Proc. Roy. Soc. Med. **61**, 464—466 (1968).

ANDREEV, V. CH.: Unspezifische Hauterscheinungen bei bösartigen Geschwülsten innerer Organe. Hautarzt **15**, 403—408 (1964).

BECKER, S. W., KAHN, D., ROTHMAN, S.: Cutaneous manifestations of internal malignant tumors. Arch. Derm. Syph. **45**, 1069—1080 (1942).

BEERMAN, H., KIRSHBAUM, B. A.: Some associated pulmonary and cutaneous diseases. A review of recent literature. Amer. J. med. Sci. **242**, 494—517 (1961).

BEERMAN, H.: Some aspects of cutaneous malignancy. Arch. Derm. (Chic.) **99**, 617—626 (1969).

BELISARIO, J. C.: Hauterscheinungen bei malignen Erkrankungen. I. Gefäßerscheinungen, Acanthosis nigricans. Hautarzt **22**, 95—100 (1971).

BOHNSTEDT, R. M.: Krankheitssymptome an der Haut in Beziehung zu Störungen anderer Organe. Stuttgart: G. Thieme. 1965.

BRAVERMAN, I. M.: Skin signs of systemic disease. Philadelphia—London—Toronto: W. B. Saunders. 1970.

BRODKIN, R. H., TAYLOR, R.: Skin conditions that may signal internal malignancy. Med. Times **99**, 47—52 (1971).

CORMIA, F. E., DOMONKOS, A. N.: Cutaneous reactions to internal malignancy. Med. Clin. N. Amer. **49**, 655—680 (1965).

CORMIA, F. E.: Host response in malignancy. With special reference to hypersensitivity and autoimmune reactions. Arch. Derm. (Chic.) **97**, 181—188 (1968).

CURTH, H. O.: Skin manifestations of internal malignant tumors. Maryland St. med. J. **21**, 52—56 (1972).

DARIER, J.: Dystrophie papillaire et pigmentaire. Ann. Dermat. **4**, 865—875 (1893).

DELACRETAZ, J.: Nouveaux syndromes paraneoplasiques cutanées. Med. et Hyg. (Genéve) **25**, 1005—1006 (1967).

DENNY-BROWN, D.: Primary sensory neuropathy with muscular changes associated with carcinoma. J. Neurol. Neurosurg. Psychiat. **11**, 73—87 (1948).

FITZPATRICK, Th. B., ARNDT, K. A., CLARK, W. H., EISEN, A. Z., VAN SCOTT, E. J., VAUGHAN, J. H.: Dermatology in general medicine. New York: McGraw-Hill. 1971.

FREEDMAN, A.: Paraneoplastic disorders. Med. J. Aust. **2**, 293—301 (1966).

HERZBERG, J. J. (Hrsg.): Cutane paraneoplastische Syndrome. Stuttgart: G. Fischer. 1971.

HERZBERG, J. J.: Paraneoplasien der Haut. Therap. Umsch. **29**, 587—591 (1972).

HERZBERG, J. J.: Die Beteiligung der Haut im Rahmen der paraneoplastischen Syndrome. Med. Welt **27**, 1947—1949 (1976.

HORNSTEIN, O.: Reticulosen der Haut. Fortschr. Prakt. Derm. Venerol. **3**, 124—138 (1960).

JANOVSKY, V.: Acanthosis nigricans. Internat. Atlas seltener Hautkrankheiten, Bd. 11. 1890.

KIERLAND, R. R.: Cutaneous signs of internal malignancy. Sth. med. J. **65**, 563—568 (1972).

KNOTH, W., BREITWIESER, P., KLEINHANS, D.: Zur Kenntnis unspezifischer Begleitdermatosen bei Lymphogranulomatose. Med. Welt **1**, 170—177 (1968).

LINDO, S., DANIELS, F.: Cutaneous markers of malignant disease. Cutis **11**, 763—769 (1973).

LYNCH, H. T.: Skin, heredity, and malignant neoplasms. Bern—Stuttgart—Wien: H. Huber. 1972.

MOSCHELLA, S. L.: Cutaneous manifestations of internal malignancy. Med. Clin. N. Amer. **59**, 471—479 (1974).

MÜLLER, W.: Dermadrome. Begleitsymptome der Haut bei Erkrankungen anderer Organe. Berlin: Brüder Hartmann. 1970.

NEWBOLD, P. C. H.: Skin markers of malignancy. Arch. Derm. (Chic.) **102**, 680—692 (1970).

NIEBAUER, G.: Die paraneoplastischen Dermatosen. Wien. med. Wschr. **124**, 683—688 (1974).

PAETZOLD, O. H.: Seborrhoische Keratosen. Morbus Bowen und Morbus Paget als paraneoplastische kutane Syndrome. In: Cutane paraneoplastische Syndrome (HERZBERG, J. J., Hrsg.). Stuttgart: G. Fischer. 1971.

PASTINSZKY, I., RACZ, I.: Hautveränderungen bei inneren Krankheiten. Stuttgart: G. Fischer. 1974.

POLLITZER, S.: Acanthosis nigricans. Internat. Atlas seltener Hautkrankheiten, Bd. 10. 1890.

SAVOIE, J. M., MOSCHELLA, S. L.: Cutaneous manifestations of malignant lymphoproliferative disease. Cutis **5**, 49—56 (1969).

SCHNYDER, U. W.: Kutane Paraneoplasien (HERZBERG, J. J., Hrsg.). Stuttgart: G. Fischer. 1971.

SNEDDON, I. B.: The skin markers of malignancy. Brit. Med. J. **2**, 405—409 (1963).

SNEDDON, I. B.: Cutaneous manifestations of visceral malignancy. Postgrad. Med. J. **46**, 678—685 (1970).

STORCK, H., GILLIET, F., OTT, F.: Hauterscheinungen als Paraneoplasien. Schweiz. Rundschau Med. (Praxis) **63**, 213—216 (1974).

THAMBIAH, A. S.: The skin as a mirror reflecting internal malignancy. Indian J. Derm. **14**, 1—13 (1969).

THOMAS, C., ZENGERLING, W., NOETZEL, H.: Neurologische Formen des paraneoplastischen Syndroms. Stuttgart—New York: F. K. Schattauer. 1972.

THOMAS, C., WINDT, T., GROM, E.: Hämatologische und endokrine Formen des paraneoplastischen Syndroms. Stuttgart—New York: F. K. Schattauer. 1974.

THOMAS, C.: Das paraneoplastische Syndrom. Med. Klin. **70**, 2053—2065 (1975).

TROSSEAU, A. (1877): Zit. bei FREEDMAN, A. (1966).

UEHLINGER, E.: Paraneoplastische Syndrome. Almanach ärztl. Fortbild. (München) **52**, 17—44 (1966).

UNNA, P. G.: Histopathology. Edinburgh: Walker-Verlag. 1886.

WAGNER, G.: Zur Problematik der sogenannten Krebssyntropien. Internist (Berl.) **11**, 223—227 (1970).

WYSOCKI, R.: Paraneoplastische Dermatosen bei viszeralen Karzinomen. Schweiz. med. Wschr. **101**, 475—478 (1971).

II. Kutane paraneoplastische Syndrome

1. Acanthosis nigricans maligna

Begriffsbestimmung

Im Jahre 1890 wurde eine „eindrucksvolle, mit papillomatöser Wucherung und Pigmentierung einhergehende Dermatose" sowohl von Janovsky als auch von Pollitzer beschrieben. Unna, dem der Fall von Pollitzer schon 1884 bekannt war, schuf für dieses Krankheitsbild den Begriff „Acanthosis nigricans". 1893 bezeichnete Darier diese Hauterkrankung als „Dystrophie papillaire et pigmentaire". Auch die Bezeichnung „Melanodermie papillaire" und „Keratosis nigricans" weisen auf dasselbe Krankheitsbild hin.

Die Acanthosis nigricans besteht aus einer Triade: papilläre warzige Wucherungen, Pigmentierungen und Hyperkeratosen (Korting, 1971). Klinisch kann man eine gutartige von einer malignen Verlaufsform abgrenzen. Charakteristisch für die Acanthosis nigricans maligna ist immer ihr Zusammenhang mit bösartigen Geschwülsten. Sehr ausführlich hat sich mit diesem Krankheitsbild Helene Ollendorf-Curth (1975) beschäftigt, die wohl als beste Kennerin der Acanthosis nigricans gilt.

Pathogenese

Die formale Pathogenese der Acanthosis nigricans ist bis heute noch ungeklärt und Gegenstand mehrerer Theorien. Darier (1893) vertrat die Ansicht, daß eine Schädigung des abdominalen Sympathikussystems durch den Tumordruck die Hautveränderungen hervorruft. Masson und Montgomery (1936) sowie Barber (1932) griffen die Theorie der Sympathikusschädigung wieder auf, nahmen aber als direkte Ursache die Einwirkung toxischer Substanzen an.

Andere Autoren diskutierten die Möglichkeit einer Veränderung der Nebenniere: So vermutete Scheer (1933) gleichzeitig eine Nebenniereninsuffizienz und eine Sympathikuserkrankung als Ursache der Acanthosis nigricans. Auch Schröpl (1938) war der Meinung, daß der Druck eines Lebertumors auf die Nebenniere zu einer Funktionsstörung und somit zu den Hautveränderungen führen kann. Auf Nebennierenmetastasen wies Curth (1949) hin, betonte aber, daß sie bei der Acanthosis nigricans auch fehlen könnten. 1954 beschrieben Azerad und Grupper eine Nebennierenrinden-Hyperplasie bei dieser Dermatose. Miescher (1921) wies neben den endokrinen Störungen auch auf das gelegentlich familiäre Auftreten der gutartigen Acanthosis nigricans hin. Ein Zusammenhang zwischen einer endokrinen Störung und der Dermatose wurde auch von MONCORPS (1931), CAPPELLI (1931), MAZZANTI (1933), PROCHAZKA und KUTA (1951) postuliert.

Avitaminosen als Ursache der Acanthosis nigricans wurden von SAMS (1941), JEANNERET (1942), HOLLANDER (1943) sowie von MARANON und CASCOS (1957) in Betracht gezogen. STRANDELL (1936), KOK (1951) und LANGHOF (1953) diskutierten die Acanthosis nigricans in Zusammenhang mit Stoffwechselstörungen der Leber.

MILLIAN et al. (1934) hielten eine Virus-Genese der Acanthosis nigricans — wie bei der Kondylomatose — für möglich. Letztlich sei noch auf die Theorie von KNAPP (1957) hingewiesen, der von einem bestimmten, heute noch unbekannten Induktor spricht (ein Virus-Nukleoproteid oder Mitochondrien), der sowohl für die Entwicklung der Acanthosis nigricans als auch des malignen Tumors verantwortlich sein könnte. Dabei wurde von dem Autor angenommen, daß die Hauterscheinung eine ganz spezielle Verlaufsform der Krebserkrankung darstelle.

Während heute die maligne Variante der Acanthosis nigricans auf die Einwirkung eines biochemischen Faktors des malignen Tumors selbst zurückgeführt wird (CURTH, 1964), ist die gutartige Form als eine Genodermatose anzusehen (CURTH, 1936, 1964, CURTH und ASCHNER, 1959, GANDOLA, 1948).

Die Pseudoacanthosis nigricans, die zu der Acanthosis-benigna-Gruppe gehört, tritt beim basophilen und chromophoben Hypophysenadenom beim Cushing- und beim Stein-Leventhal-Syndrom auf, sowie bei der rein exogenen Fettsucht. Auffallend ist, daß diese Hautveränderungen nur im Zusammenhang mit der Fettsucht auftreten. Daher nimmt man an, daß mechanische Reize beim Schwitzen, die Reibung und der Druck in den Körperfalten die Hautveränderungen induzieren. Vermutlich spielt auch eine veränderte Stoffwechsellage mit abnormen Stoffwechselprodukten eine Rolle. Das Auftreten der Pseudoacanthosis nigricans bei Akromegalie und Riesenwachstum ist ebenfalls noch ungeklärt.

Pathologische Anatomie

Makroskopisch ist die Acanthosis nigricans durch die bereits erwähnte Triade charakterisiert: papilläre Hautwucherungen, Pigmentierungen und Hyperkeratosen (BRATZKE et al., 1952). Die Veränderungen beginnen meist mit einer abnormen Verfärbung im Bereich der Prädilektionsstellen, das heißt an den Hautpartien, die schon normalerweise durch eine vermehrte Melaninpigmentierung gekennzeichnet sind (Abb. 1). Die Farbskala reicht vom leichten Gelbbraun über ein schmutziges Graubraun bis zum Schwarz. Gleichzeitig oder kurz nach der Hyperpigmentierung treten auch Veränderungen des Hautreliefs auf. Es kommt zu grießkornartigen Auflagerungen, anschließend zu einer Verdickung der Epidermis mit deutlich sich abhebendem Leisten- und Furchensystem. Die Oberfläche erscheint rauh, spröde und chagrinlederartig. Daneben findet man häufig linsen- bis erbsengroße, grobgehöckerte Knoten, die sowohl in den gleichförmig veränderten Hautbezirken, als auch in primär nicht befallenen Arealen auftreten können. Diese grobhöckerigen Knoten überragen das Hautniveau und erinnern an vulgäre Warzen oder spitze Condylome. In der Schleimhaut können ähnliche Veränderungen beobachtet werden, allerdings fehlt meistens die Hyperpigmentierung. Im fortgeschrittenen Stadium kann es zu einer Nagel-Dystrophie und zum Haarausfall kommen.

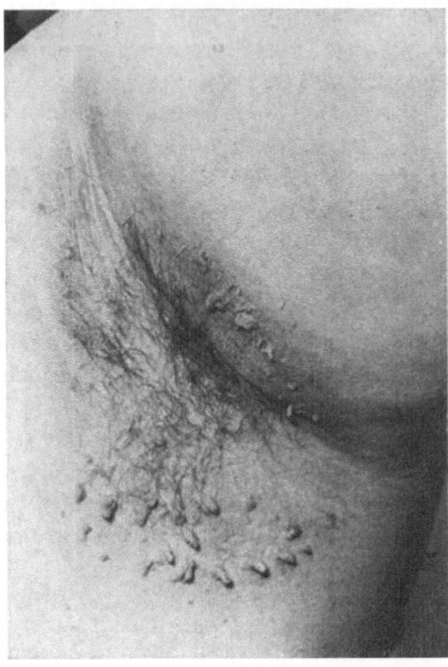

Abb. 1. Acanthosis nigricans maligna bei Magenkarzinom. Papilläre, hyperkeratotische, melaninpigmentierte Veränderungen der Achselhöhlenhaut.

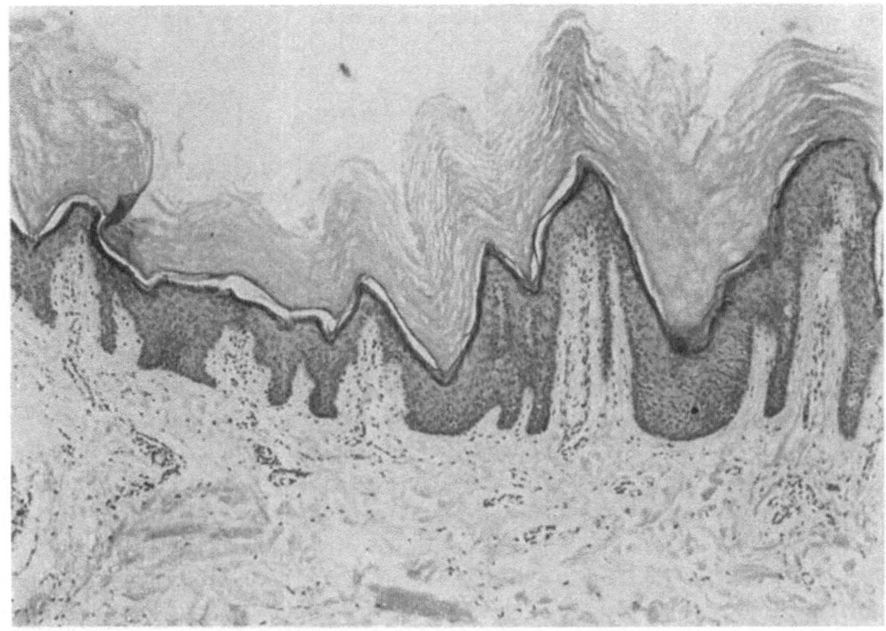

Abb. 2. Acanthosis nigricans maligna. Übersichtsbild der Epidermis mit ausgeprägter Hyperkeratose und Hyperplasie des Papillarkörpers. Das Stratum granulosum stellt sich als oberflächliches, schwarzes Band dar. HE-Fbg., 40fache Vergrößerung.

Histologisch fällt das deutlich entwickelte Stratum corneum auf (Abb. 2)*. Das Stratum lucidum fehlt fast immer, während das Stratum granulosum unterschiedlich stark angelegt ist. Im Stratum spinosum kommen eigenartig geschrumpfte Zellen wie vereinzelte Mitosen vor. Im Stratum basale läßt sich die verstärkte Melaninpigmentierung in Form kleinerer gelbbrauner Granula feststellen. Dieses Pigment ist manchmal gleichmäßig verteilt, manchmal sitzt es distal den Kernen mützenförmig auf. Der Papillarkörper imponiert durch seine regelmäßige Hyperplasie. Es treten Spaltungen und Auftreibungen sowie Verästelungen der Papillen auf. Geringe entzündliche Infiltrate werden vor allem in den oberen Koriumschichten festgestellt, meist handelt es sich dabei um perivaskuläre Lymphozyten- und Mastzellenansammlungen.

Die verschiedenen Formen einer Acanthosis nigricans zeigen den gleichen makroskopischen und feingeweblichen Aufbau. Bei der malignen Variante sind die beschriebenen Hautveränderungen am ausgeprägtesten.

Klinisches Bild

Nach Angaben von HEITE und HEYDT (1963) beginnen 90% der Acanthosis nigricans-benigna-Fälle vor dem 30. Lebensjahr und nur 10% später. Daher wird sie auch als juvenile Form bezeichnet. Bei der malignen Form liegt der Häufigkeitsgipfel mit 26% zwischen dem 50. und 60. Lebensjahr. Etwa $^2/_3$ aller Fälle treten nach dem 40. Lebensjahr auf. Nur etwa 10% der Patienten erkranken vor dem 30. Lebensjahr. So kann man feststellen, daß ein Beginn der Erkrankung vor dem 3. Lebensjahrzehnt für die gutartige, später für die bösartige Form spricht.

An Acanthosis nigricans benigna erkranken bevorzugt Frauen (60% aller Fälle), während bei der malignen Variante die Geschlechtsverteilung ausgeglichen ist (FLADUNG und HEITE, 1957).

Die klinische Unterteilung in eine gutartige und in eine bösartige Form der Acanthosis nigricans geht auf BOGROW (1909) zurück. Als differentialdiagnostisches Kriterium wird das Vorkommen eines malignen Tumors angesehen. CURTH (1951) grenzte außerdem die Acanthosis nigricans benigna von der Pseudoacanthosis nigricans ab. Weiter gibt es eine Reihe von Hauterkrankungen bzw. Hautveränderungen, deren Abgrenzung oder Zugehörigkeit zur Acanthosis-nigricans-Gruppe noch umstritten ist (HEITE und HEYDT, 1963). Zu diesen Leiden zählen die Papillomatose confluente et réticulée (GOUGEROT und CARTEAUD, 1932), Pseudoatrophodermia colli (BECKER und MUIR, 1934), Parakeratose bzw. Atrophie brillante (GOUGEROT, 1926), Erythrokeratodermia papillaris et reticularis (MIESCHER, 1954), Dermatose pigmentaire réticulée des plis (DEGOS und OSSIPOWSKI, 1954).

Zwischen der gut- und bösartigen Variante der Acanthosis nigricans lassen sich Abweichungen bezüglich der Lokalisation nachweisen (Tab. 2). So kommen nach Angaben von HEITE und HEYDT (1963) bei über 90% der Patienten mit einer gutartigen Acanthosis nigricans die Hautveränderungen im Gesicht, Nacken, Hals und Achselhöhlen vor, während sie bei der malignen Form nur in 31%

---

* Wir danken Herrn Prof. HUNDEIKER, Gießen, für die Überlassung der histologischen Präparate.

Tabelle 2. *Lokalisation der Hautveränderungen bei der Acanthosis nigricans maligna*
(39 ausgewertete Fälle)

Lokalisation	Anzahl
Achseln	15
Arme, Hände je	12
Nacken	9
Beine, Leisten je	6
Stamm	5
Gesicht, Schleimhaut, Brust, Genitale und Füße je	4
Hals	3
behaarter Kopf, Perianalhaut je	2
Lippen	1

der Fälle in diesen Regionen lokalisiert sind. Bei der bösartigen Variante fällt
auf, daß bei Beginn 27% der Patienten Veränderungen an Armen oder Händen,
31% in der genito-crural-anal-Gegend und bei ungefähr 23% die Dermatose
im Bereich der Mundschleimhaut oder der Lippe vorkommt (HEITE und HEYDT,
1963). So dürfte die erste Krankheitserscheinung im Bereich der Arme oder Hände,
im genito-crural-anal-Bereich oder im Gebiet der Mundschleimhaut einschließlich
der Lippen für die maligne Form der Acanthosis nigricans sprechen. Im weiteren

Tabelle 3. *Lokalisation der Organtumoren bei Acanthosis nigricans maligna*
(205 ausgewertete Fälle)

Lokalisation der Tumoren	Anzahl
1. Viszerale Tumoren	
Magen	96
Leber	19
Uterus	15
Lunge	11
Mamma	11
„Abdomen"	8
Ovarien	7
Pankreas	6
Rektum und Sigmoid	4
Gallenblase	3
„Darm"	2
Hypopharynx	1
„Mediastinum"	1
Ösophagus	1
Prostata	1
2. Maligne Lymphome	
Morbus Hodgkin	3
„Lymphknotentumoren"	3
Lymphoblastom	2
Lymphosarkom	1
3. Andere Tumoren	
Metastasen eines unbekannten Primärtumors	10

Verlauf der Erkrankung lassen sich jedoch zwischen den beiden Formen keine Unterschiede mehr bezüglich der Verteilung nachweisen. Im Zusammenhang mit der Lokalisation sei noch erwähnt, daß die Hautveränderungen bei der Acanthosis nigricans benigna symmetrisch oder einseitig vorkommen, bei der Acanthosis nigricans maligna nur symmetrisch. Laut Begriffsbestimmung wird die Acanthosis nigricans maligna immer von einem Tumor begleitet. Eine Zusammenstellung von 205 publizierten Fällen ist in der Tab. 3 aufgeführt. Aus ihr geht hervor, daß intraabdominelle Geschwülste besonders häufig vorkommen. Ihre Häufigkeit schwankt je nach Kollektiv zwischen 78% und 88% aller Tumoren. Die Magenkarzinome stellen unter diesen Neubildungen mit 46% bis 62% das größte Kollektiv dar (CURTH, 1949; FLADUNG und HEITE, 1957).

CURTH (1955, 1964) hatte bereits darauf hingewiesen, daß es sich bei diesen Neubildungen besonders häufig um Adenokarzinome handelt. Unter den 205 ausgewerteten Fällen waren 33% gesicherte Adenokarzinome, bei weiteren 43% war lediglich ein „Karzinom" diagnostiziert worden. Bei den restlichen 24% lagen ein Plattenepithelkarzinom, Szirrhus, Morbus Hodgkin oder Nicht-Hodgkin-Lymphome vor.

Zusammenfassend kann man feststellen, daß bei über 95% der Fälle von Acanthosis nigricans maligna ein maligner epithelialer Tumor vorlag.

Bezüglich der Frage, ob die Hautveränderungen vor oder nach der Diagnose der Neoplasie auftreten, liegen unterschiedliche Literaturangaben vor. HERMANN (1955) berichtete, daß 34 von 160 Patienten (das sind 21% der Fälle) Hautveränderungen bereits vor der klinischen Manifestation des Tumors aufwiesen. CURTH (1952) stellte bei 17% die Dermatose vor, bei 61% gleichzeitig und bei den restlichen 22% erst nach dem Tumor fest. FLADUNG und HEITE (1957) untersuchten 74 Fälle und konnten dabei bei 69% der Fälle die Acanthosis vor, die restlichen 31% erst nach dem malignen Tumor nachweisen.

Literatur

ACKERMANN, A. B., LANTIS, L. R.: Acanthosis nigricans associated with Hodgkin's disease. Arch. Derm. **95**, 202—205 (1967).

ADDISON, T.: On the constitutional and local effects of disease of the supra-renal capsules. London: S. Highley. 1855.

ANDERSON, C. R.: Acanthosis nigricans associated with a masculinising syndrome. Arch. Derm. Syph. **42**, 493 (1940).

ANDREEV, V. C., RAICHEV, R. D., STOJANOV, A.: Acanthosis nigricans of oral mucosa. Dermatologica (Basel) **126**, 25—29 (1963).

ANSCROMBE, A. R., FOX, H., GUNN, A. D.: Acanthosis nigricans. Brit. J. Surg. **54**, 525—529 (1967).

ARCHAMBAULT, M. G.: Un cas d'acanthosis nigricans. Bull. Soc. franc. Derm. **33**, 115 (1926).

ARCHANGELSKIIJ, S. A.: Zur Frage der Klinik und Pathogenese der pigmentär-papillären Hautdystrophie (Acanthosis nigricans). Ref. in: Zbl. Haut-Geschl.-Kr. **58**, 33 (1938).

ARTOM, M.: Acanthosis nigricans. Giorn. Ital. Dermat. **69**, 184 (1928). Ref. in: Zbl. Haut-Geschl.-Kr. **27**, 782 (1928).

AZERAD, E., GRUPPER, CH.: Acanthosis nigricans au cours d'une obésité avec hyperplasic surrénale. Bull. Soc. franc. Derm. **61**, 305—306 (1954).

DE AZUA, J.: Acanthosis nigricans. Soc. Espan. Dermat. 1912. Ref. in: Arch. Derm. **117**, 120 (1914).

BALASSA, B. (1925): Acanthosis nigricans. Zbl. Hautkr. **20**, 264 (1926).

BARBER, H. W.: Case of acanthosis nigricans. Proc. Roy. Soc. Med. 13, 3—5 (1919/1920).
BARBER, H. W.: Acanthosis nigricans (forme fruste). Brit. J. Derm. 44, 324 (1932).
BARBER, H. W.: Acanthosis nigricans (forme fruste). Proc. Roy. Soc. Med. 25, 1030—1031 (1932).
BECKER, S. W., MUIR, K. B.: Pseudo-atrophoderma colli. Arch. Derm. 29, 53—56 (1934).
BERKE, M., WILKENS, F. B.: The surgical significance of acanthosis nigricans. Ann. Surg. 132, 980—985 (1950).
BERNHARDT, R.: Acanthosis nigricans benigna. Arch. Derm. Syph. (Berl.) 170, 533—542 (1934).
BERON, B.: Ein Fall von Acanthosis nigricans. Arch. Derm. Syph. 59, 387—392 (1902).
BERON, B.: Ein Fall von Acanthosis nigricans. Mschr. prakt. Derm. 49, 2—7 (1909/10).
BERON, B.: Acanthosis nigricans. Derm. Wschr. 87, 1684 (1928).
BERON, B.: Acanthosis nigricans. Clin. Bulgare 1, 73 (1928).
BERON, B. (1928): Acanthosis nigricans. Derm. Wschr. 88, 876—877 (1929).
BLOCH: Diskussion zu H. Gordon: Acanthosis nigricans. Proc. Roy Soc. Med. 29, 1629 (1936).
BODENSTEIN, E.: Beiträge zur Aetiologie und Klinik der Acanthosis nigricans. Derm. Wschr. 99, 1670—1672 (1934).
BOECK, C.: Ein Fall von Acanthosis nigricans. Norsk. Mag. Laegevidensk. (1897). Ref. in: Arch. Derm. 50, 411—412 (1899).
BOGROW, S. L.: Beitrag zur Kenntnis der Dystrophie papillaire et pigmentaire (Acanthosis nigricans). Arch. Derm. Syph. (Berl.) 94, 271—298 (1909).
BOGROW, S. L.: Zur Lehre der papillären Pigmentdystrophie der Haut (Acanthosis nigricans). Arch. Derm. Syph. 99, 482—484 (1910).
BRATZKE, W., SUCHOWSKY, G., TRAUTMANN, J.: Zur Kombination der Acanthosis nigricans mit malignen Tumoren. Ärztl. Wschr. 7, 607—611 (1952).
BRITO FORESTI, J., VIGNALE, B.: Acanthosis nigricans. Rev. méd. Uruguay 28, 89 (1925).
BROWN, J., WINKELMANN, R. K.: Acanthosis nigricans: a study of 90 cases. Medicine 47, 33—51 (1968).
BRUCK, W. (1925): Acanthosis nigricans. Zbl. Haut- u. Geschl.-Kr. 18, 146 (1926).
BURGESS, N.: A case of acanthosis nigricans. Brit. J. Derm. 43, 169 (1931).
BURMEISTER, J.: Über einen neuen Fall von Acanthosis nigricans. Arch. Derm. 47, 343—368 (1899).
CAPPELLI, J.: Osservazioni sopra due casi dell' acanthosis nigricans. Boll. Sez. Region. Soc. Ital. Derm. 3, 115 (1931).
CASTEX, M. R., FACIO, L.: Acanthosis nigricans. Bol. Acad. Nac. Med. (Buenos Aires) 1933, 204—214.
CHEEN-CHING SUN: A case of acanthosis nigricans with gastric malignancy. J. Formosa Med. Ass. 67, 386—390 (1968).
COCHRANE, T., ALEXANDER, J.: Acanthosis nigricans. Brit. J. Derm. 63, 225—230 (1951).
COHENOUR, W., GAMBLE, J. W.: Acanthosis nigricans: Review of literature and report of case. J. oral Surg. 29, 48—51 (1971).
COLLAN, V.: Ein Fall von Acanthosis nigricans. Zit. in: Mh. prakt. Derm. 25, 649 (1897).
CORRADO, M.: Acanthosis nigricans. Zit. in: Zbl. Haut- u. Geschl.-Kr. 66, 176 (1941).
CURTH, H. O.: Benign type of acanthosis nigricans. Arch. Derm. 34, 353—366 (1936).
CURTH, H. O.: Cancer associated with acanthosis nigricans. Review of literature and report of a case of acanthosis nigricans with cancer of the breast. Arch. Surg. 47, 517—552 (1943).
CURTH, H. O.: Acanthosis nigricans und Krebs. Z. Krebsforsch. 56, 307—328 (1949).
CURTH, H. O.: Pseudo-acanthosis nigricans. Ann. Derm. Syph. 78, 417—427 (1951).
CURTH, H. O.: Significance of acanthosis nigricans. Arch. Derm. (Chic.) 66, 80—100 (1952).
CURTH, H. O.: Dermatoses and malignant internal tumors. Arch. Derm. Syph. (Chic.) 71, 95—107 (1955).
CURTH, H. O., ASCHNER, B. M.: Genetic studies on acanthosis nigricans. Arch. Derm. 79, 55—66 (1959).
CURTH, H. O., HILBERG, A. W., MACHACEK, G. F.: The site and histology of the cancer associated with malignant acanthosis nigricans. Cancer 15, 364—382 (1962).

CURTH, H. O.: Pigmentary disorders of the skin and their relation to internal tumors. Ann. N. Y. Acad. Sci. 100, 76—91 (1963).

CURTH, H. O.: Die Probleme der Acanthosis nigricans. Hautarzt 15, 433—439 (1964).

CURTH, H. O.: Acanthosis nigricans. Brit. Med. J. 2, 109 (1967).

DARIER, J.: Dystrophie papillaire et pigmentaire. Ann. Dermat. 4, 865—875 (1893).

DARIER, J.: Sur un nouveau cas de dystrophie papillaire et pigmentaire; acanthosis nigricans. Ann. Derm. Syph. 16, 97—103 (1895).

DARIER, J.: Acanthosis nigricans. Prat. dermat. (Paris) 1, 183 (1900).

DEGOS, R., OSSIPOWSKI, B.: Dermatose pigmentaire réticulée des plis. Ann. Derm. Syph. (Paris) 81, 147—151 (1954).

DORE: Case of acanthosis nigricans. Brit. J. Derm. 26, 94 (1914).

DORNBUSH, F. J.: Acanthosis nigricans, adult type. Arch. Derm. 75, 765 (1957).

DOUTRELEPOND: Fall von Acanthosis nigricans. Dtsch. med. Wschr. 29, 391 (1903).

DUBARRY, J. J., JOULIA, P., SAMSON, R.: Cancer de l'estomac et acanthosis nigricans. Arch. Mal. Appar. Dig. 43, 567—572 (1954).

DUBREUILH, W.: Acanthosis nigricans ou papillomatose mélanique des cancéreux. Necropsie: cancer de l'estomac; cancérose genéralisée. Ann. Derm. Syph. 7, 67—74 (1918/1919).

EDMONDSON, H. A.: Tumors of the liver and intrahepatic bile ducts. Atlas of Tumor Pathology, Sect. 7, Fasc. 25, p. 86. Armed Forces Institute of Pathology. 1958.

EICHHORST: Acanthosis nigricans. Korresp. Blatt Schweiz. Ärzte 26, 181 (1896).

ELLENBOGEN, B. K.: Acanthosis nigricans associated with bronchial carcinoma; report of 2 cases. Brit. J. Derm. 61, 251—254 (1949).

ENGEL, S.: Akanthosis nigricans maligna bei Spätmetastasen eines soliden thorakalen Karzinoms. Derm. Mschr. 155, 118—123 (1969).

FLADUNG, G., HEITE, H. J.: Häufigkeitsanalytische Untersuchungen zur Frage der symptomatologischen Abgrenzung verschiedener Formen der Acanthosis nigricans. Arch. klin. exp. Derm. 205, 282—311 (1957).

FLADUNG, G., HEITE, H. J.: Über symptomatologische Unterschiede zwischen Acanthosis nigricans maligna und benigna. Derm. Wschr. 137, 1—13 (1958).

FLASKAMP, W.: Über Acanthosis nigricans. Z. Krebsforsch. 21, 369—386 (1923/1924).

FOX, H., GUNN, A. D. G.: Acanthosis nigricans and bronchial carcinoma. Brit. J. Dis. Chest 59, 47—50 (1965).

FREUND, E.: Cas d'acanthosis nigricans apparition d'un carcinome après seize années. Rev. franc. Derm. Vénér. 7, 450 (1931).

FUSE, S.: Acanthosis nigricans. Jap. J. Derm. 27, 5 (1927).

GALLOWAY, J.: Siehe BARBER, H. W. (1919/1920).

GANDOLA, M.: La papillomatosi papulosa confluente e reticulata. G. ital. Derm. Sif. 89, 449 (1948).

GAUCHER, PHOTINOS, EVANGELOU: Sur un cas de mélanodermie papillomateuse ou acanthosis nigricans. Bull. Soc. franc. Derm. Syph. 15, 206—208 (1904).

GORDON, H.: Acanthosis nigricans. Proc. Roy. Soc. Med. 29, 1629 (1936).

GOUGEROT, H.: Parakératose brillante. Bull. Soc. franc. Derm. Syph. 33, 190—191 (1926).

GOUGEROT, H., CARTEAUD, A.: Neue Formen der Papillomatose. Arch. Derm. Syph. (Berl.) 165, 232—267 (1932).

GRACE, A. W., SCHWARTZ, H. J.: Acanthosis nigricans: case of benigne form in adult investigated from aspect of endocrine dysfunction. Arch. Derm. Syph. 29, 691 (1934).

GREITHER, A.: Acanthosis nigricans. In: Haut- und Geschlechtskrankheiten (BODE, H. G., KORTING, G. W., Hrsg.), 10. Aufl., Bd. 2, S. 575—580. Stuttgart: G. Fischer. 1970.

GROSZ: Acanthosis nigricans. Wien. klin. Wschr. 15, 122 (1902).

HALLOPEAU, H., JEANSELME, E., MESLAY: Sur un cas de dystrophie papillaire et pigmentaire (Acanthosis nigricans). Ann. Derm. Syph. 4, 876—883 (1893).

HALLOPEAU, H.: Sur un nouveau cas de maladie de Darier et ses rapport avec la dystrophie papillopigmentaire. Ann. Derm. Syph. 7, 737—741 (1896).

HALPERT, B., GOTTSCHALK, R. G.: Acanthosis nigricans and carcinoma of the stomach. Arch. Path. 63, 400—404 (1957).

HALTY, M., CORREA DELGADO, B., VOLPE, A.: Acanthosis nigricans. Rev. Sudam. Med. et Chir. 4, 189—199 (1933).

HEATH, D.: Acanthosis nigricans. Proc. Roy. Soc. Med. 22, 503—504 (1929).

HEITE, H. J., HEYDT, VON D., G.: Pigmentierte papilläre Dystrophien (Acanthosis nigricans-Gruppe). In: Handbuch der Haut- und Geschlechtskrankheiten (JADASSOHN, J., Hrsg.), Erg.-Werk III/1, S. 937—979. Berlin—Göttingen—Heidelberg: Springer. 1963.

HEITE, H. J.: Acanthosis nigricans. In: Cutane paraneoplastische Syndrome. (HERZBERG, J. J., Hrsg.). Stuttgart: G. Fischer. 1971.

HELLERSTRÖM, S.: Erster Fall von Acanthosis nigricans. Zbl. Haut-Geschl.-Kr. 55, 516 (1937).

HENGSTENBERG, W.: Ein Fall von Acanthosis nigricans mit Carcinose innerer Organe. Med. Klin. 16, 785—786 (1920).

HERMANN, H.: Zur Erbpathologie der Acanthosis nigricans. Z. menschl. Vererb.- u. Konstit. Lehre 33, 193—202 (1955).

HEROLD, W. C., KAUFMAN, W. H., SMITH, O. C.: Acanthosis nigricans; its occurrence in association with gastric carcinoma in 17 year old girl. Arch. Derm. Syph. 44, 789—799 (1941).

HESS, O.: Zwei neue Fälle von Acanthosis nigricans. Münch. med. Wschr. 1, 1625—1627 (1903).

HODARA, M.: Ein Fall von Acanthosis nigricans im Gefolge eines Brustkrebses. Mh. prakt. Derm. 40, 629—632 (1905).

HOLLANDER, L.: Is it a form of avitaminosis? Arch. Derm. 48, 650 (1943).

HUE, F.: Dystrophie papillaire et pigmentaire (acanthosis nigricans). Normandie méd. 8, 325—373 (1893).

ISAAC: Acanthosis nigricans. Mh. prakt. Derm. 24, 622—623 (1897).

ITAZU: Acanthosis nigricans. Zit. bei TOYAMA (1920).

IVE, F. A.: Metastatic carcinoma of cervix with acanthosis nigricans, bullous pemphigoid and hypertrophic pulmonary osteoarthropathy. Proc. Roy. Soc. Med. 56, 910 (1963).

JAKOVSKI: Acanthosis nigricans. Zit. in: Arch. Derm. 119, 67 (1914).

JAKUBSON, A.: Acanthosis nigricans. Russk. Klin. 8, 781—792 (1927).

JANOVSKY, V.: Acanthosis nigricans. Internat. Atlas seltener Hautkrankheiten, Bd. 11. 1890.

JANOVSKY, V.: Acanthosis nigricans. Mrazeks Handbuch d. Hautkrankheiten, Bd. 3. 1904.

JEANNERET, H.: Associations de lésions d'aurentiasis palmarum d'acanthosis nigricans et d'épidermodysplasie verruciforme dans un cas de néoplasme gastrique. Schweiz. med. Wschr. 23, 547—550 (1942).

JORDAN, A., SCHAMSCHIN, W., DOBROW, B.: Drei Fälle von Acanthosis nigricans. Arch. Derm. 167, 320—324 (1933).

JOULIA, P., DUBARRY, J. J.: Acanthosis nigricans et cancer de l'estomac. Presse méd. 62/63 II, 1313—1314 (1954).

KADONA, M., MORINO, S.: Acanthosis nigricans. Jap. J. Derm. 42, 35 (1937).

KIERLAND, R. R.: Acanthosis nigricans. J. Invest. Derm. 9, 299—305 (1947).

KLEIN, A. (1913): Ein Fall von Acanthosis nigricans. Derm. Wschr. 60, 397 (1915).

KNAPP, A.: Zur Frage der Entstehung der Akanthosis nigricans. Derm. Wschr. 135, 313—327 (1957).

KOBAYASHI: Acanthosis nigricans. Zit bei TOYAMA (1920).

KÖPF, O., LAUSECKER, H.: Acanthosis nigricans bei Mensch und Tier. Hautarzt 4, 250—254 (1953).

KOK, D. A.: Acanthosis nigricans. Report of a case associated with hepatic cirrhosis. Brit. J. Derm. 63, 317—322 (1951).

KORTING, G. W., Der Dermatologische Fall: Acanthosis nigricans und Pseudo-Acanthosis nigricans. Med. Welt 22, 1221—1223 (1971).

KRÜGER, B., NASEMANN, TH.: Acanthosis nigricans bei Hamartom der Leber und excessiver Vermehrung der Gallensäuren im Serum: eine bisher nicht beschriebene Kombination. Hautarzt 24, 328—335 (1973).

KÜTTNER, H.: Acanthosis nigricans. Zbl. Chir. 16, 824 (1924).

KÜTTNER, H.: Die Acanthosis nigricans und ihre Bedeutung für die Diagnose des malignen Tumors. Mitt. Grenzgeb. Med. Chir. 39, 276—296 (1926).

KUZNITZKY, M.: Ein Fall von Acanthosis nigricans. Arch. Derm. 35, 3—18 (1896).

LANGHOF, H.: Zur Acanthosis nigricans. Derm. Wschr. **127**, 578—581 (1953).

LAUGIER, P., HUNZIKER, N., ORUSCO, M., DEMILLY, J.: Acanthosis nigricans évoluant chez un malade atteint de cancer du pancréas. Bull. Soc. franc. Derm. Syph. **78**, 241—242 (1971).

LAWRENCE, R. D.: Haemochromatosis associated with acanthosis nigricans. Proc. Roy. Soc. Med. **34**, 556 (1941).

LEVIN, O. L., BEHRMAN, H. T.: Acanthosis nigricans associated with carcinoma of the lung. Arch. Derm. Syph. **46**, 54—58 (1942).

LINDSTROM, K.: Acanthosis nigricans. Arch. Derm. **75**, 603—605 (1957).

LINSER, K.: Acanthosis nigricans bei Neoplasma ventriculi. Derm. Wschr. **138**, 987—1002 (1958).

LIPSKEROV: Acanthosis nigricans. Zbl. Haut- u. Geschl.-Kr. **26**, 34 (1928).

LITTLE, G.: A case of acanthosis nigricans. Brit. J. Derm. **11**, 421 (1901).

MARANON, G., CASCOS, M. A.: Die gutartige jugendliche Acanthosis nigricans. Acta derm.-venereol. (Stockh.) **37**, 249 (1957).

MARKLEY, A. J. (1915): Acanthosis nigricans, ein Sympton von malignen Vorgängen. Zit. in: Derm. Wschr. **62**, 436—437 (1916).

MARMELZAT, W. L.: Pachydermoperiostosis associated with acanthosis-nigricans-like syndrome. Arch. Derm. **72**, 90—93 (1955).

MASSON, J. C., MONTGOMERY, H.: Relationship of acanthosis nigricans to pelvic malignancy. Proc. Staff. Meet. Mayo Clin. **11**, 113—117 (1936).

MASSON, J. C., MONTGOMERY, H.: Relationship of acanthosis nigricans to abdominal malignancy: Report of cases in which primary growth was in pelvis. Amer. J. Obstet. Gynec. **32**, 717 (1936).

MATRAS, A.: Acanthosis nigricans nach Carcinoma mammae und Röntgenbestrahlung. Arch. Derm. Syph. **174**, 12—16 (1936).

MATSUURA: Siehe MONCORPS, C. (1931).

MAZZANTI, C.: Contributo allo studio dell' acanthosis nigricans. Dermosifilografo 8, 453 bis 495 (1933).

MC DONALD: Siehe CURTH, H. O. (1943).

MEINRENKEN, H.: Acanthosis nigricans und papillärer Ovarialtumor. Geburtsh. u. Frauenheilk. **13**, 1025—1032 (1953).

MELCZER, N., DVORSZKY, C.: Acanthosis nigricans bei Dermatofibrosarkoma protuberans mit multiplen Hautmetastasen. Hautarzt 8, 54—58 (1957).

MIESCHER, G.: 2 Fälle von kongenitaler familiärer Acanthosis nigricans. Derm. Z. **32**, 276 (1921).

MIESCHER, G.: Erythrokeratodermia papillaris et reticularis. Dermatologica (Basel) **108**, 303—309 (1954).

MILLER, T. R., DAVIS, J.: Acanthosis nigricans occurring in association with squamous carcinoma of the hypopharynx (Case Report). N. Y. St. J. Med. **54**, 2333—2336 (1954).

MILLIAN, G., SAUPHAR, MARCERON,: Acanthosis nigricans. Bull. Soc. franc. Derm. **32**, 58—59 (1925).

MILLIAN, G.: Siehe MONCORPS, C. (1931).

MILLIAN, G., PERIN, L., BABALIAN: Condylomatose acuminée en nappe et acanthosis nigricans. Bull. Soc. franc. Derm. Syph. **41**, 1914—1916 (1934).

MONCORPS, C.: Acanthosis nigricans. In: Handbuch der Haut- und Geschlechtskrankheiten (JADASSOHN, J., Hrsg.), Bd. 8, Teil 2. S. 372—402. Berlin: Springer. 1931.

MOOK, W. H., DREWS, L. C.: Acanthosis nigricans; report of 2 cases. J. Missouri med. Ass. **26**, 510—516 (1929).

OLLENDORF-CURTH, H.: Acanthosis nigricans. Derm. Mschr. **161**, 479—490 (1975).

ONOZUKA: Acanthosis nigricans. Ref. in: Zbl. Hautkr. **18**, 365 (1926).

OTT, F., ZABRODSKI, S.: Acanthosis nigricans, 2 Jahre nach Magenkarzinom. Schweiz. med. Wschr. **99**, 647—648 (1969).

PERIN, L.: Dystrophic papillaire et pigmentaire. Bull. Soc. franc. Derm. Syph. **26**, 230—235 (1919).

PERMAN, B.: Trois cas d' acanthosis nigricans. Acta med. scand. **70**, 30—49 (1929).

PETRINI GALATZ: Acanthosis nigricans. Bull. Soc. franc. Derm. Syph. **20**, 114—118 (1909).

POLLITZER, S.: Acanthosis nigricans. Internat. Atlas seltener Hautkrankheiten, Bd. 10. 1890.

POLLITZER, S.: Acanthosis nigricans. A symptom of a disorder of the abdominal sympathetic. J. Amer. med. Ass. **53**, 1369 (1909).

PRIBRAM, H.: Ein Fall von Acanthosis nigricans. Dtsch. Arch. klin. Med. **95**, 407–410 (1908/09).

PROCHAZKA, K., KUTA, A.: Acanthosis nigricans juvenilis. Ceska. Derm. **26**, 318 (1951).

RAVOGLI: Siehe WISE, F. (1918).

ROBINSON, S. S., TASKER, S.: Acanthosis nigricans jūvenilir associated with obesity. Arch. Derm. **55**, 749–760 (1947).

ROFFO, A. H., IAPALUCCI, L.: Acanthosis nigricans. Zbl. Haut- u. Geschl.-Kr. **61**, 484 (1938/39).

SAMS: Zit. bei HEROLD, W. C., et al. (1941).

SCHALEK, A.: Acanthosis nigricans with report of a case. J. cutan Dis. incl. Syph. **30**, 660–665 (1912).

SCHEER, M.: Acanthosis nigricans. Arch. Derm. **28**, 118–119 (1933).

SCHREUS, H. T.: Acanthosis nigricans. Zbl. Haut- u. Geschl.-Kr. **97**, 372–373 (1957).

SCHRÖPL, E.: Acanthosis nigricans. Zbl. Haut- u. Geschl.-Kr. **57**, 88 (1938).

SCHULMEYER, M., LIPPERT, H. D., REGLER, B.: Acanthosis nigricans bei Bronchialneoplasma mit Riesenfalten des Magens. Z. Hautkr. **49**, 17–23 (1974).

SCOLARI, E. G.: Papillomatosi cutanea e mucosa diffusa constituitasi rapidamente in soggetto affetto da carcinoma del cardias. Gior. ital. Derm. Sif. **71**, 614–637 (1930).

SEKIBA, F., SAITO: Siehe MONCORPS, C. (1931).

SEVIN, W.: Acanthosis nigricans. Zbl. Haut- u. Geschl.-Kr. **91**, 124 (1955).

SHIGA: Siehe MONCORPS, C. (1931).

SNEDDON, I. B., ROBERTS, J. B. M.: An incomplete form of acanthosis nigricans. Gut **3**, 269–272 (1962).

SOETOMO, R.: Ein Fall einer sehr seltenen Hautkrankheit (Acanthosis nigricans). Acta dermato-venereol. (Stockh.) **7**, 479–484 (1926).

SOMERS, A. R. F.: Acanthosis nigricans in patient with gastric carcinoma. Nederl. Tijdschr. geneesk. **95**, 3029–3036 (1951).

SPEAR, P. W.: Acanthosis nigricans associated with cancer of lung. J. thorac. Surg. **20**, 304–309 (1950).

SPIETSCHKA, T.: Über Dystrophie papillaire et pigmentaire (Acanthosis nigricans). Arch. Derm. **44**, 247–276 (1898).

SUTEJEV, F. F., KLIRIKOW, WAINSTEIN: Zur Klinik und pathologischen Anatomie der Acanthosis nigricans. Derm. Wschr. **80**, 225 (1925).

STRANDBERG: Acanthosis nigricans. Zbl. Haut- u. Geschl.-Krankh. **31**, 689 (1929/1930).

STRANDELL, B.: Acanthosis nigricans — Besserung nach Leberinjektion. Acta med. Scand. **87**, 551–556 (1936).

SULZBERGER, M. B.: Acanthosis nigricans, associated with carcinoma of the stomach. Arch. Derm. Syph. **36**, 1119–1120 (1937).

SWARTZ, J. H., MILLER, E. C.: Acanthosis nigricans. Arch. Derm. **18**, 584–538 (1928).

SYRKIN, S. A., NIKISAIN, I. A.: Etiology of acanthosis nigricans. Venerol. Dermat. **8**, 45–50 (1931).

TENNESON, DU CASTEL: Akanthosis nigricans. Mh. Derm. **24**, 28–29 (1897).

TENNESON, LEREDDE: Acanthosis nigricans. Bull. Soc. franc. Syph. **7**, 508–514 (1896).

TESSERAUX, H.: Über Akanthosis nigricans, besonders über einen Fall mit Beteiligung der Speiseröhre. Virchows Arch. **279**, 244–261 (1930).

THOMAE, R.: Beitrag zum Krankheitsbild der Acanthosis nigricans. Derm. Wschr. **101**, 1058 (1935).

TIEFEL, G.: Über Acanthosis nigricans. Inaug. Diss. Erlangen (1930).

TOYAMA, J.: Acanthosis nigricans. Jap. J. Derm. **3**, 96 (1902).

TOYAMA, J.: Beitrag zur Kenntnis der Acanthosis nigricans. Derm. Z. **29**, 785 (1920).

TOYAMA, J.: Siehe MONCORPS, C. (1931).

TSUTSUI: Siehe TOYAMA, J. (1902).

UNNA, P. G.: Histopathology. Edinburgh: Walker-Verlag. 1886.

UNNA, P. G., MORRIS, M., DUHRING, L. A., LELOIR, H.: Internationaler Atlas seltener
  Hautkrankheiten, Bd. 10. Leipzig: L. Voss-Verlag. 1890.
UNNA, P. G. (1884): Siehe MONCCRPS, C. (1931).
VEREINIGUNG RHEINISCH-WESTFÄLISCHER DERMATOLOGEN: Acanthosis nigricans, Kran-
  kenvorstellung aus der Hautklinik Essen. Zbl. Haut- u. Geschl.-Kr. 57, 169 (1937—1938).
WANDERER: Acanthosis nigricans. Zbl. Haut- u. Geschl.-Kr. 57, 19 (1937/38).
WILD: Fall von Acanthosis nigricans. Arch. Derm. Syph. 101, 415 (1910).
WISE, F.: Acanthosis nigricans following decapsulation of the kidneys. J. cutan. Dis. 36,
  35 (1918).

2. Ichthyosiforme und keratotische Hautveränderungen

2.1. Akrokeratose

Begriffsbestimmung

Im Jahre 1965 beschrieben BAZEX und Mitarbeiter eine psoriasiforme akro-
keratotische Dermatose, die wie die Acanthosis nigricans maligna oder das
Erythema gyratum repens Gammel nur in Verbindung mit Neoplasien auftritt.
Aus der Literatur konnten 18 einschlägige Fälle ausgewertet werden. Sie sind von
besonderer klinischer Bedeutung, da die Paraneoplasie häufiger schon vor dem
Tumor klinisch manifest wird.

Pathogenese

Die Pathogenese dieser Dermatose ist noch ungeklärt. Diskutiert werden
Alkohol- und Nikotinabusus (PUISSANT und BENVENISTE, 1972), endokrine oder
Stoffwechselstörungen (NAMOUR, 1971; PUISSANT und BENVENISTE, 1972), Ver-
änderungen des sympathischen Systems (NAMOUR, 1971) oder immunologische
Störungen (BAZEX et al., 1967). Der Zusammenhang zwischen der Dermatose
und einem Tumor im Sinne einer Paraneoplasie läßt sich durch das zeitliche Zu-
sammentreffen sowie durch die klinischen Wechselbeziehungen (Besserung der
Dermatose nach Behandlung des Tumors) nachweisen.

Pathologische Anatomie

Die Dermatose ist durch ihre Topographie gekennzeichnet. Die Hautveränderungen treten praktisch immer gleichzeitig und symmetrisch im Bereich der
Akren auf: Hände, Füße, Nasen und Ohren sind regelmäßig beteiligt, während
die Veränderungen an Wangen, Kinn, Stamm, Armen oder Beinen nur selten
vorkommen. Eine generalisierte Form dieser Dermatose ist bis jetzt nicht beschrieben worden.

Hände: Die Veränderungen treten an allen Fingern auf, sind aber unterschiedlich stark ausgeprägt. Die betroffenen Gebiete zeichnen sich durch ihre rot-violette
Färbung und eine meist regelmäßige, trockene, gelbliche Hyperkeratose aus.
Mazerationen (DEGOS et al., 1968a, b) oder kleine, graue, verhornte Hautareale
(BAZEX et al., 1969; BUREAU et al., 1971), die gegenüber der Acanthosis nigricans
eine gewisse Ähnlichkeit aufweisen, kommen seltener vor. Beim Befall der Handinnenflächen fällt eine einförmige Erythro-Keratodermie von violetter Farbe

auf. Die Nägel zeigen eine Hyperkeratose in Form longitudinaler Striae und Verdickung. Sie können abfallen. Ferner tritt eine ausgeprägte Paronychie auf, die zuweilen durch eine Abschuppung der Haut verdeckt wird.

Füße: Im Bereich der Fußsohlen lassen sich Erythro-Keratodermien nachweisen. Sie stellen sich als erythematöse Flächen dar, die durch eine ausgeprägte Hyperkeratose überlagert werden. Häufiger lassen sich Mazerationen zwischen den Zehen beobachten. Auf dem Fußrücken sind die Veränderungen im Gegensatz zu den Zehen und Aufstandsflächen weniger stark ausgeprägt. Die Zehennägel zeigen Veränderungen, wie sie bereits für die Fingernägel beschrieben wurden, allerdings sind sie hier nicht so ausgeprägt.

Nase: Die gesamte Oberfläche des Nasenrückens zeigt ein Erythem von violetter Farbe, das durch feine, adhärente Keratosen überlagert wird. Einzelne Teleangiektasien sind zu erkennen. Beim Übergreifen der Dermatose auf die Wangen können ähnliche Veränderungen auftreten.

Ohren: Ein livides Erythem mit unterschiedlichen keratotischen Schuppen kommt im peripheren Teil der Ohrmuschel vor. Bei Ablösung der gesamten Epidermis entwickeln sich oberflächliche Ulzerationen.

Erythemato-squamöse Dermatosen können auch im Bereich des Stammes vorkommen (DUPERRAT et al., 1970; BAZEX et al., 1967).

Dem Bild einer Keratosis follicularis entsprechende Veränderungen der Ellenbogen und der Kniee ebenso wie entzündliche Erscheinungen auf der Innenseite der Arme und der Oberschenkel wurden von HURIEZ et al. (1967) beschrieben. Bullöse Läsionen im Bereich der Ohren beobachtete DEGOS et al. (1968). Auf Pigmentanomalien am Stamm und am Ansatz der Extremitäten wiesen DUPERRAT et al. (1970) hin. Dabei handelte es sich um schmutzig-braune, diffuse Pigmentierungen, punktiert mit dunkleren Flecken, die sich mehrfach in linearen Striae anordneten.

Das *histologische Bild* wurde von BAZEX et al. (1967) wie folgt beschrieben: Im oberen Korium finden sich Infiltrate, die aus nekrotischen Granulozyten und Retikulumzellen bestehen. Daneben treten an allergische Reaktionen erinnernde fibrinoide degenerative Veränderungen der oberflächlichen Hautkapillaren auf, die von lympho-histiozytären Infiltraten umgeben sein können. Das Stratum basale der Epidermis zeichnet sich durch atypische azidophile Zellen aus. Diese histologischen Veränderungen wurden von BAZEX et al. (1967) als hochspezifisch für die „akrokeratose paranéoplasique" angesehen.

Klinisches Bild

Das Durchschnittsalter der Patienten mit einem Bazex-Syndrom beträgt 60 Jahre. Bei 18 ausgewerteten Fällen war 17mal das männliche Geschlecht befallen. Bei 11 Patienten traten die Veränderungen vor, bei 2 gleichzeitig und bei den restlichen 5 erst nach dem Tumor in Erscheinung. Zum Teil wurde die Dermatose 2 bis 36 Monate vor der malignen Neubildung beobachtet. Im Zusammenhang mit dieser Akrokeratose wurden bis jetzt nur maligne epitheliale Tumoren festgestellt, die bevorzugt im Rachen und im Kehlkopf lokalisiert waren (siehe Tab. 4). Bei 5 Fällen wurden nur die Metastasen eines unbekannten Primärtumors nachgewiesen.

Tabelle 4. *Lokalisation der Tumoren bei Akrokeratose*
(18 ausgewertete Fälle)

Lokalisation der Tumoren	Anzahl
Metastasen eines unbekannten Primärtumors	5
Larynx	3
Tonsille	2
Pharynx-Larynx	2
Sinus piriformis	1
Gaumen	1
Epiglottis	1
Pharynx	1
Lunge	1
Vulva	1

2.2. Ichthyosis acquisita

Begriffsbestimmung

Das Krankheitsbild der Ichthyosis (Fischschuppenkrankheit) wird als Beispiel einer Genodermatose geführt (KUSKE, 1971). Bei der Ichthyosis vulgaris handelt es sich um eine generalisierte, in der Regel autosomal vererbte, Verhornungsanomalie, die durch die Bildung festhaftender, schuppenartiger Auflagerungen gekennzeichnet ist. Diese Veränderungen beginnen im 1. Lebensjahr, spätestens im Kindesalter (KOGOJ, 1970). Zu dieser Gruppe der erblichen Keratodermien, Ichthyosen und ichthyosiformen Veränderungen zählen die *Ichthyosis congenita,* die *Hyperkeratosis ichthyosiformis* und die *Erythro-Keratodermien.* In seltenen Fällen kommt auch eine erworbene Form vor, die Ichthyosis acquisita, die man vorwiegend beim Morbus Hodgkin beobachtet und daher als paraneoplastische Dermatose deuten kann.

Pathogenese

Auf die enge Verbindung zwischen Neoplasie und Hautveränderung weist die Beobachtung hin, daß es nach einer erfolgreichen Therapie des Tumors zu einer Rückbildung der Dermatose kommt (RONCHESE und GATES, 1956; PLAUCHU et al., 1968). Ein Rezidiv der Neubildung muß jedoch nicht zwangsläufig mit einem erneuten Auftreten der Ichthyosis acquisita verbunden sein (PLAUCHU et al., 1968). Die formal pathogenetischen Zusammenhänge sind jedoch ungeklärt. GLAZEBROOK und TOMASZEWSKI (1944, 1947) stellten bei 2 Patienten einen verminderten Vitamin-A- und Carotin-Spiegel im Serum fest. Sie führten ihn auf eine Schädigung der Leber zurück, da histologisch eine fettige Degeneration und lokale Nekrosen nachgewiesen werden konnten. Ferner stellten sie im Lebergewebe einen abnorm hohen Vitamin-A-Spiegel fest. Auch BUREAU et al. (1958) beobachteten eine Vitamin-A-Störung und pathologische Leberveränderungen bei ihren Fällen (siehe auch CARLIZZA, 1959; POINSO et al., 1964; DEGOS et al., 1961; DUPERRAT et al., 1961). Diese Beobachtungen stehen den Angaben von WELCH und EPSTEIN (1952), SNEDDON (1955), STEVANOVIC (1960) und WOODS (1962) gegenüber, die bei ihren Fällen Vitamin-A-Werte und Leberbefunde feststellten, die der Norm entsprachen.

Tumortoxine als Ursache der erworbenen Ichthyosis wurden von GOUGEROT und DUPERRAT (1942) und RONCHESE (1943) diskutiert.

Mehrere Ursachen, möglicherweise sogar das Zusammentreffen aller oben erwähnten Faktoren, werden von BALABANOV und ANDREEV (1966) angenommen.

Pathologische Anatomie

Die fischschuppenartigen Hautveränderungen der Ichthyosis acquisita sind nicht von der Ichthyosis vulgaris abzugrenzen (BALABANOV und ANDREEV, 1966). Die die Haut bedeckenden grauweißen Lamellen und Schuppen können von unterschiedlicher Größe sein (Abb. 3). Die zwischen den einzelnen Lamellen in Erscheinung tretenden Aufsplitterungen führen zu einer polygonalen, mosaikartigen oder rhomboidalen Zeichnung der Hautoberfläche (RONCHESE, 1943; GLAZEBROOK und TOMASZEWSKI, 1947; WORMS et al., 1951; FORMAN, 1953; BOUDIN et al., 1955). Diese Veränderungen sind in ihrer ausgeprägtesten Form unter dem Bild eines „eczéma craquelé" beschrieben worden (BALABANOV und ANDREEV,

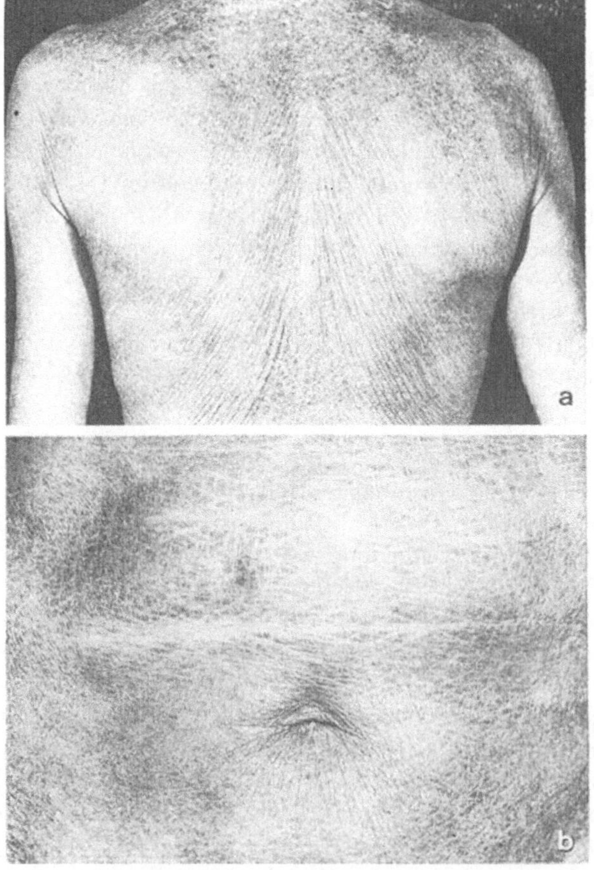

Abb. 3a, b. Ichthyosis acquisita bei Bronchialkarzinom. Durch dünne Lamellen und Schuppen mosaikartig gezeichnete Hautoberfläche.

1966). Gelegentlich wurde die Schuppung auf Grund ihrer starken Ausbildung als Exfoliation bezeichnet. Eine gleichzeitig bestehende Hyperkeratose an den Handinnenflächen und Fußsohlen wurde von GLAZEBROOK und TOMASZEWSKI (1944, 1947) und BALABANOV und ANDREEV (1966) beschrieben. Erythematöse Läsionen oder Hyperpigmentierungen der Haut kommen manchmal vor (STEVANOVIC, 1960; BALABANOV und ANDREEV, 1966), ebenso Veränderungen der Hautanhangsgebilde: Wachstumsstörungen der Haare und der Nägel (GLAZEBROOK und TOMASZEWSKI, 1944). Ferner wurde über einen auffallenden Verlust der Augenbrauen, der Wimpern und der Haupthaare sowie über eine eigenartige streifenförmige Zeichnung der Fingernägel berichtet (DUPERRAT et al., 1961).

Histologisch zeigt die Epidermis bei der Ichthyosis acquisita eine starke Verschmälerung, die bis zum völligen Schwund des Stratum granulosum reichen kann, sowie eine Atrophie des Stratum spinosum. Eine Akanthose kommt seltener vor. Die Hyperkeratose ist unterschiedlich stark ausgebildet und kann von einer Parakeratose begleitet werden (BUREAU et al., 1958; BALABANOV und ANDREEV, 1966; PLAUCHU et al., 1968).

An dieser Stelle sei auch auf die ausführlichen histologischen Untersuchungen von SCHNYDER und Mitarbeitern hingewiesen. Sie unterscheiden eine Retentionshyperkeratose, eine Proliferationshyperkeratose und eine akantholytische (epidermolytische) Hyperkeratose. Diese Veränderungen werden bevorzugt bei den hereditären Ichthyosen beobachtet.

Mit den elektronenmikroskopischen Veränderungen bei Ichthyosen beschäftigt sich die Übersichtsarbeit von ANTON-LAMBRECHT (1970).

Klinisches Bild

Paraneoplastische ichthyöse Hautveränderungen sind nicht an eine bestimmte Altersklasse gebunden. Sie wurden z. B. bei einem 24jährigen Patienten, der an einer Lymphogranulomatose erkrankt war, sowie bei einer 85 Jahre alten Frau mit einem Retikulosarkom diagnostiziert. Das Durchschnittsalter, das wir an Hand von 34 einschlägigen Fällen ermitteln konnten, betrug 50 Jahre. Die Geschlechtsverteilung zeigte einen bevorzugten Befall der Männer (3 ♂ : 1 ♀).

Die Hautveränderungen können sowohl generalisiert als auch lokalisiert auftreten, dabei sind besonders Arme, Beine, Stamm oder Gesicht befallen. Die Lokalisation der Hautveränderungen von 28 ausgewerteten Fällen ergibt folgende Verteilung: Generalisiert (18 Fälle), Stamm (8), Beine (7), Arme (4) und Gesicht (2). Die erworbene Ichthyosis kann sich — im Gegensatz zur Ichthyosis vulgaris — auch über die großen Falten und Gelenkbeugen ausbreiten.

Bei den Neoplasien, die im Zusammenhang mit einer Ichthyosis acquisita beobachtet wurden, handelt es sich überwiegend um retikulo-histiozytäre Neubildungen, die insgesamt 92% aller Fälle darstellen. Dabei wurde am häufigsten ein Morbus Hodgkin, seltener ein Retikulosarkom oder Karzinom diagnostiziert (siehe Tab. 5). Auf Grund der Auswertung von 31 Fällen, bei denen die Angaben über die zeitlichen Beziehungen zwischen Dermatose und Geschwulst vorlagen, ergibt sich folgendes Bild: Bei 14 Patienten wurde die Ichthyose vor, bei 10 gleichzeitig und bei 7 erst nach der Neoplasie festgestellt. Einige Autoren deuteten das Auftreten dieser Paraneoplasie als ein präletales Zeichen des Morbus Hodgkin (RONCHESE, 1943; WELCH und EPSTEIN, 1952; DEGOS et al., 1962).

Tabelle 5. *Lokalisation der Tumoren bei der Ichthyosis acquisita*
(38 ausgewertete Fälle)

Lokalisation der Tumoren	Anzahl
1. Organtumoren	
Colon	1
Pankreas	1
Mamma	1
2. Myelo-lymphoproliferative Erkrankungen	
Morbus Hodgkin	28
Retikulosarkom	5
Plasmozytom	1
Lymphosarkom	1

2.3. Tylosis palmaris et plantaris

Begriffsbestimmung

Die Tylosis palmaris et plantaris stellt eine seltene, vorwiegend angeborene Sonderform der Hyperkeratosen dar, bei der bestimmte Gebiete der Hände und Füße befallen sind. Sie wurde bereits 1880 von THOST erwähnt und 1883 erneut von UNNA als „Tylosis" beschrieben, JACOBS und FULTON (1905) fanden dieses Krankheitsbild bei mehreren Angehörigen einer Familie. Erst 1958 wurde von HOWEL-EVANS und Mitarbeitern auf die Beziehungen zwischen einer Tylosis und verschiedenen malignen Neubildungen hingewiesen. Heute ist dieses Krankheitsbild auch unter der Bezeichnung Clarke-Howel-Evans-McConnell-Syndrom bekannt. Diese Dermatose ist von der Keratosis palmo-plantaris Unna-Thost zu trennen.

Pathogenese

Die Tylosis palmaris et plantaris tritt meist als *angeborene Hauterkrankung* mit einem autosomalen dominanten Erbgang auf (COCKAYNE, 1933; DENCER, 1953; LYNCH, 1969).

DIANA DE ANGELIS PARNELL und JOHNSON (1969) beschrieben eine *erworbene Form* der Tylosis palmaris et plantaris in Verbindung mit verschiedenen malignen Tumoren. Pathophysiologisch scheint das Vitamin A eine gewisse Rolle zu spielen, denn bei einem Teil dieser Patienten konnte ein erniedrigter Vitamin-A-Spiegel im Serum festgestellt werden. Man nimmt dabei an, daß bei der Entwicklung der Epidermiszellen ein Defekt auftritt, der zu einer ungenügenden Metabolisierung des Vitamin A führt. Das würde also bedeuten, daß der verminderte Vitamin-A-Spiegel eine Folge des Epitheldefekts ist. Ungeklärt bleibt jedoch, warum selektiv die Handinnenflächen und die Fußsohlen von der Hyperkeratose betroffen sind, während das übrige Epithel normal erscheint (PORTER, 1951; ANDERSON und KLINTWORTH, 1961).

Ferner sind einige Beobachtungen zu erwähnen, bei denen Tylosis-Patienten einen normalen Vitamin-A-Spiegel zeigten (DENCER, 1953; HARPER et al., 1970). Im Zusammenhang mit der Tylosis palmaris et plantaris wurden bis jetzt 33 Fälle mit Malignomen beschrieben. Mit Ausnahme von 4 Fällen (DE ANGELIS PARNELL und JOHNSON, 1969) lag bei diesen Tumorpatienten eine familiäre Form der Tylosis vor. Diese 29 Patienten stammten aus 5 Familien, bei denen neben diesen Paraneoplasien (Tylosis und Oesophagus-Ca.) auch Hautveränderungen ohne Neoplasien diagnostiziert wurden (HOWEL-EVANS et al., 1958; CLARKE et al., 1959; SHINE und ALLISON, 1966; HARPER et al., 1970). Bei den anderen 3 nicht im Oesophagus lokalisierten malignen Tumoren handelte es sich ebenfalls um viscerale Tumoren, die 2mal in Verbindung mit einer hereditären und einmal mit einer erworbenen Tylosis auftraten.

HOWEL-EVANS et al. (1958) suchten die Erklärung des Zusammentreffens einer Tylosis palmaris et plantaris mit einem Oesophaguskarzinom in einer genetischen Störung. Nach HARPER et al. (1970) kommt dem Vitamin A eine besondere Rolle bei der Entstehung der paraneoplastischen Dermatose zu. Von Interesse ist letztlich auch noch der Bericht von SHINE und ALLISON (1966), die eine hereditäre Tylosis mit angeborener Oesophagus-Struktur beschrieben. Es wäre denkbar, daß das Oesophaguskarzinom in diesen Fällen eine Folge der Oesophagitis war.

Pathologische Anatomie

Makroskopisch ist die Tylosis palmaris et plantaris durch eine symmetrische Verdickung der Hornschicht der Epidermis der Handteller und der Fußsohlen gekennzeichnet. In einigen Berichten wird auch der isolierte Befall der Hände oder Füße erwähnt. Die stärker befallenen Gebiete der Füße sind die Aufstandsflächen. Ferner kommen auch Einrisse der Haut vor, die häufiger zu Infektionen führen. Die Hautveränderungen können sich auf die dorsale Seite der Hände und Füße ausbreiten, die Finger bzw. Zehen befallen und letzlich auch auf die Nägel übergreifen. Dabei kann das Bild einer Onychodystrophie entstehen. Bei manchen Patienten kann sich auch die schwielige Epidermis in dünnen oder breiten Streifen ablösen. Die zurückbleibende, zarte, rote Oberfläche wird bald erneut von einer dicken Hornschicht überzogen.

Die wesentliche *histologische Veränderung* besteht in einer Hypertrophie des Stratum corneum. Dieses Bild entspricht einer Hyperkeratose, wie man sie auch bei einer normalen Schwiele beobachten kann. Weder im Stratum granulosum noch im Stratum spinosum lassen sich pathologische Veränderungen nachweisen. Lediglich die Papillen erscheinen etwas hyperplastisch und greifen auf das leicht entzündlich infiltrierte Korium über.

Klinisches Bild

Die *erworbene* und die *hereditäre Form der Tylosis* lassen sich klinisch nicht abgrenzen. Am häufigsten ist die hereditäre Tylosis, bei der man eine *Untergruppe Typ A* unterscheidet, bei der die Hautveränderungen im Alter von 5 bis 15 Jahren auftreten. Beim *Typ B* liegen sie bereits im 1. Lebensjahr vor (LAWLER und RENWICK, 1958). Geschwülste sind bis jetzt nur bei der Tylosis Typ A oder bei der erworbenen Form beschrieben worden. Diese kutane Paraneoplasie ist häufiger bei Männern (20 ♂ : 13 ♀) nachgewiesen worden. Die Neubildungen wurden zwischen dem 20. und dem 70. Lebensjahr diagnostiziert, im Durchschnitt im 5. Dezennium. Bei 30 von 33 beschriebenen Fällen handelte es sich um ein Oesophaguskarzinom. Ferner wurden ein Magenkarzinom, ein Lungenkarzinom und ein Magen- mit Kehlkopfkarzinom diagnostiziert. Bei diesen Patienten wurde in der Regel die erworbene Tylosis gleichzeitig bzw. ein Jahr nach dem Tumor festgestellt.

2.4. Palmar- und Plantarkeratosen

Die Frage, ob Palmar- und Plantarkeratosen ein kutanes Zeichen eines Organtumors darstellen, ist nicht eindeutig zu beantworten (Abb. 4). 1965 berichteten DOBSON et al., daß Palmarkeratosen bei Krebspatienten 5mal häufiger vorkommen als bei einer Kontrollpopulation ohne Tumor. Dieser Befund konnte später von anderen Autoren nicht bestätigt werden (RHODES, 1970; STOLMAN et al., 1970).

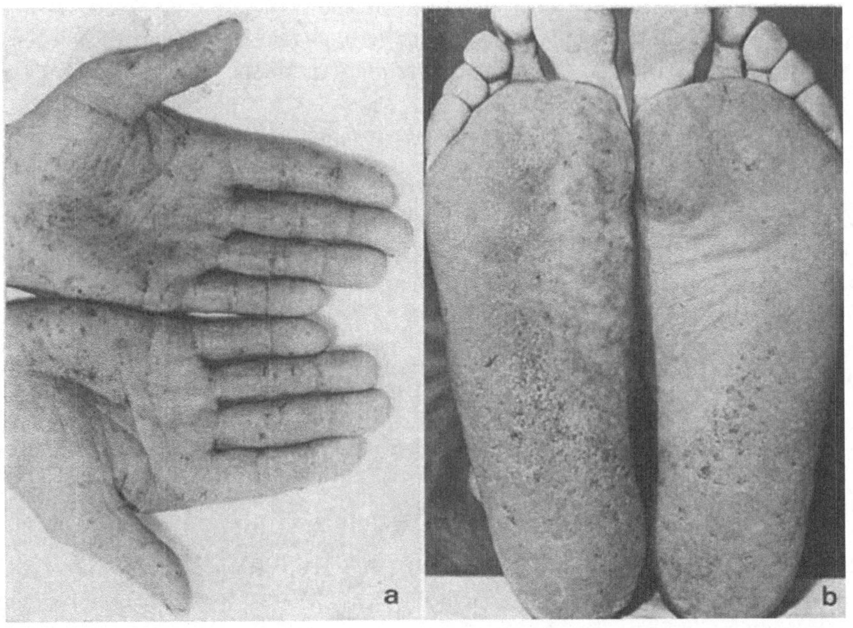

Abb. 4a, b. Punktförmige, zum Teil konfluierende Palmar- und Plantarkeratose bei chronischer Arsenvergiftung und Bronchialkarzinom.

Die Hyperkeratosis palmaris et plantaris ist sicher kein einheitliches Krankheitsbild, denn sie kommt sowohl familiär gehäuft als auch als Hautmanifestation verschiedener anderer Leiden vor (siehe ausführliche Übersicht bei GREITHER, 1969).

Palmar- und Plantarkeratosen sind gut bekannte Symptome einer chronischen Arsenvergiftung. Sie werden häufiger durch Haut- (Basaliome und Plattenepithelkarzinome) und Organtumoren (Bronchialkarzinom und Hämangioendotheliome der Leber) kompliziert (ROTH, 1957; PETRES und HAGEDORN, 1975; SCHMÄHL, THOMAS und AUER, 1977). In diesen Fällen sind Palmar-, Plantarkeratosen und Tumoren auf eine gemeinsame Ursache zurückzuführen.
Nach Ansicht von WOODSIDE und DOBSON (1968) sind die Hyperkeratosen, die bei Krebspatienten und bei sonst normalen Patienten vorkommen, histologisch nicht zu unter-

scheiden. Die Arsen-bedingten Hyperkeratosen sollen dagegen ein typisches feingewebliches Bild zeigen: Teils diffuse, teils herdförmig verstärkte Hyperkeratosen, die die Epidermis muldenförmig eindrücken. Dabei wirken die Retezapfen verstrichen. Schweißdrüsen, wie sie bei der Keratosis punctata palmaris et plantaris vorkommen (COUPE und USHER, 1963), lassen sich dagegen nicht finden.

Literatur

ALKIEWICZ, J.: Pathologische Reaktionen an Nägeln. Aus: Handbuch der Haut- und Geschlechtskrankheiten (JADASSOHN, J., Hrsg.), Erg.-Werk, I/2. Berlin—Göttingen—Heidelberg: Springer. 1964.

ANDERSON, I.: Tylosis palmaris et plantaris: Report of a case with some unusual features. Brit. J. Derm. **63**, 127—129 (1951).

ANDERSON, I. F., KLINTWORTH, G. K.: Hypovitaminosis-A in a family with tylosis and clinodactyly. Brit. Med. J. **I**, 1293—1297 (1961).

ANTON-LAMPRECHT, I.: Zur Ultrastruktur hereditärer Verhornungsstörungen. Proceedings of the 4th Dermatology Symposium Brno/CSSR. 1970.

BALABANOV, K., ANDREEV, V. CH.: Ichthyosis aquisita bei Morbus Hodgkin. Hautarzt **17**, 252—256 (1966).

BAZEX, A., SALVADOR, R., DUPRE, A., CHRISTOL, B.: Syndrome para-néoplasique à type d'hyperkératose des extrémités. Guérison après le traitement de l'épithélioma laryngé. Bull. Soc. franc. Derm. Syph. **72**, 182 (1965).

BAZEX, A., SALVADOR, R., DUPRE, A., PARANT, M., CHRISTOL, B., CANTALA, P., CARLES, P.: Dermatose psoriasiforme acromélique d'étiologie cancéreuse. Bull. Soc. franc. Derm. Syph. **74**, 130—135 (1967).

BAZEX, A., DUPRE, A., CHRISTOL, B., DEBARE, M., GEERTS, J.-M.: Porphyrie déclenchée par xylocaine chez un malade préalablement atteint de dermatose psoriasiforme acromélique paranéoplasique. Bull. Soc. franc. Derm. Syph. **75**, 322 (1968).

BAZEX, A., DUPRE, A., CHRISTOL, B., CANTALA, P., GEERTS, J.-M.: Acrokératose para-néoplasique. Bull. Soc. franc. Derm. Syph. **76**, 537—538 (1969).

BAZEX, A., DUPRE, A., CHRISTOL, B.: Dermatose psoriasiforme acromélique d'étiologie cancereuse: acrokératose paranéoplasique. In: Cutane paraneoplastische Syndrome (HERZBERG, J., Hrsg.), S. 12—20. Stuttgart: G. Fischer. 1971.

BEAN, S. F., FOXLEY, E. G., FUSARO, R. M.: Palmar keratoses and internal malignancy. A negative study. Arch. Derm. **97**, 528—532 (1968).

BERGAMI, R.: Ipercheratosis ittiosiforme generalizzata e linfogranuloma maligno. Policlinico **72**, 336—338 (1965).

BEVERIDGE, G. W., LANGLANDS, A. O.: Familial hyperkeratosis lenticularis perstans associated with tumours of the skin. Brit. J. Derm. **88**, 453—458 (1973).

BLUM, F., WEBER, M., VADOT, J., BEUREY, J.: Paranéoplasie de Bazex. Acrokérato-érythrodermie révélatrice d'une métastase d'épithélioma épidermoide. Bull. Soc. franc. Derm. Syph. **77**, 440—441 (1970).

BOUDIN, G., BARBIZET, J., BRION, S.: Dermatose ichtyosiforme et Hodgkin intestinal. Bull. Soc. Méd. (Paris) **71**, 550—558 (1955).

BUREAU, Y., PICARD, R., BARRIERE, H.: Ichtyose acquise et maladie de Hodgkin. Ann. Derm. Syph. **85**, 30—40 (1958).

BUREAU, Y., BARON, F., BARRIERE, H., LITOUX, P., BUREAU, B.: Dermatose acromélique, hyperkératosique para-néoplasique. Bull. Soc. franc. Derm. Syph. **74**, 262—265 (1967).

BUREAU, Y., BARRIERE, H., LITOUX, P., BUREAU, B.: Acrokératose paranéoplasique de Bazex. Importance des lésions unguéales. Bull. Soc. franc. Derm. Syph. **78**, 79—82 (1971).

CARLIZZA, L.: Stati ittiosiformi della cute e malattia di Hodgkin. Policlinico **66**, 518—523 (1959).

CLARKE, C. A., HOWEL-EVANS, W., MC CONNELL, R. B., SHEPPARD, P. M.: Carcinoma of oesophagus in association with tylosis. Brit. Med. J. **II**, 1100 (1959).

COCKAYNE, E. A.: Inherited abnormalities of the skin and its appendages. Humphrey Milford, Oxford Univ. Press. 1933.

Coupe, R., Usher, B.: Keratosis punctata palmaris et plantaris. Arch. Derm. **87**, 91—95 (1963).

de Angelis Parnell, D., Johnson, S. A. M.: Tylosis palmaris et plantaris. Its occurrence with internal malignancy. Arch. Derm. Syph. (Chic.) **100**, 7—9 (1969).

Degos, R., Lortat-Jacob, E., Veron, P.: Ichtyose diffuse au cours d'une maladie de Hodgkin. Carence extréme en vitamine A. Bull. Soc. franc. Derm. Syph. **68**, 12 (1961).

Degos, R., Lortat-Jacob, E., Tinthoin, J.-F.: Ichtyose tardive diffuse avec réticulo-sarcome ganglionnaire. Bull. Soc. franc. Derm. Syph. **69**, 596—597 (1962).

Degos, R., Touraine, R., Belaich, S., Escande, J.-P.: Syndrome de Bazex (dermatose psoriasiforme acromélique d'étiologie cancéreuse). Bull. Soc. franc. Derm. Syph. **75**, 348—349 (1968a).

Degos, R., Civatte, J., Audebert, G., Bernadou, M.: Acrokératose paranéoplasique (Syndrome de Bazex). Bull. Soc. franc. Derm. Syph. **75**, 539—540 (1968b).

Dencer, D.: Tylosis. Brit. J. Plastic Surg. **6**, 130—140 (1953).

Deschamps, P.: Un nouveau syndrome paranéoplasique (La dermatose psoriasiforme acromélique). Le Concours Médical **92**, 8023—8027 (1970).

Dobson, R. L., Young, M. R., Pinto, J. S.: Palmar keratoses and cancer. Arch. Derm. **92**, 553—556 (1965).

Dugois, P., Amblard, P., Dufour, H.: Un nouveau cas d'ichtyose apparue tardivement sur maladie de Hodgkin. Bull. Soc. franc. Derm. Syph. **73**, 329—330 (1966).

Duperrat, B., Desgrez, Pringuet, R., Puissant, A.: Ichtyosis cachecticorum chez un hodgkinien: effondrement de la vitamine A. Bull. Soc. franc. Derm. Syph. **68**, 179—182 (1961).

Duperrat, B., Puissant, A., Pringuet, R., Benveniste, M., Aitken, G.: Un nouveau cas d'acrokératose de Bazex, avec prurit et leucomélanodermie. Bull. Soc. franc. Derm. Syph. **77**, 797—799 (1970).

English, R. S., Hurley, H. J., Witkowski, J. A., Sanders, J.: Generalized anhidrosis associated with Hodgkin's disease and acquired ichthyosis. Ann. Int. Med. **58**, 676—681 (1963).

Ferguson, A. G.: Acquired ichthyosis. Brit. J. Derm. **80**, 346—347 (1968).

Forman, L.: Ichthyosiform hyperkeratosis with malignant glands. Brit. J. Derm. **65**, 30 (1953).

Gilbertsen, V. A., Bean, S. F., Fusaro, R. M.: Palmar keratose and visceral cancer. Arch. Derm. **105**, 222—224 (1972).

Glazebrook, A. J., Tomaszewski, W.: Ichthyosiform atrophy of the skin in Hodgkin's disease. Arch. Derm. Syph. (Chic.) **50**, 85—89 (1944).

Glazebrook, A. J., Tomaszewski, W.: Ichthyosiform changes of the skin associated with internal disease Arch. Derm. Syph. (Chic.) **55**, 28—36 (1947).

Gougerot, H., Duperrat, B.: Dermatose verruqueuse "monitrice" d'un cancer viscéral. Ann. Derm. Syph. **69**, 193—199 (1942).

Greither, A.: Systemische Keratosen. In: Handbuch der Haut- und Geschlechtskrankheiten. (Gottron, H. A., Hrsg.), Erg.-Werk. III/2 Berlin—Heidelberg—New York: Springer. 1969.

Haines, D.: Primary carcinoma duplex associated with tylosis. J. Roy. Nav. Med. Serv. **53**, 75—78 (1967).

Harper, P. S., Harper, R. M. J., Howel-Evans, W.: Carcinoma of the oesophagus with tylosis. Quart. J. Med. **39**, 317—333 (1970).

Howel-Evans, W., McConnell, R. B., Clarke, C. A., Sheppard, P. M.: Carcinoma of the oesophagus with keratosis palmaris et plantaris (Tylosis): A Study of two families. Quart. J. Med. **27**, 413—429 (1958).

Huriez, Cl., Desmons, F., Agache, P., Bombart, M.: Dermatose acromélique hyper-kératosique associée à un cancer du voile de palais (maladie de Bazex). Bull. Soc. franc. Derm. Syph. **74**, 516—520 (1967).

Jacob, F. H., Fulton, A.: Keratosis palmaris et plantaris in five generations. Brit. med. J. **II**, 125 (1905).

Kogoj, F.: Erbliche Keratodermien, Ichthyosen und ichthyosiforme Veränderungen. In:

Haut- und Geschlechtskrankheiten (BODE, H. G., KORTING, G. W., Hrsg.), Bd. 1, S. 385—389. Stuttgart: G. Fischer. 1970.

KRAKOWSKI, A., BRENNER, S., COVO, J., LOEWENTHAL, M., BARATZ, M.: Acquired ichthyosis in Kaposi's sarcoma. Dermatologica **147**, 348—351 (1973).

KUSKE, H.: Acquirierte Ichthyosen und Keratosen bei Reticulose und Karzinom. In: Cutane paraneoplastische Syndrome (HERZBERG, J., Hrsg.). Stuttgart: G. Fischer. 1971.

LAWLER, D., RENWICK, J. H.: Persönliche Mitteilung an Howel-Evans. Quart. J. Med. **27**, 414 (1958).

LIDDELL, K., WHITE, J. E., CALDWELL, I. W.: Seborrhoeic keratoses and carcinoma of the large bowel. Brit. J. Derm. **92**, 449—452 (1975).

LYNCH, H. T.: Skin, heredity, and cancer. Cancer **24**, 277—288 (1969).

MESCON, H.: Acquired ichthyosis associated with Hodgkin's disease. Arch. Derm. Syph. (Chic.) **86**, 124—125 (1962).

MICHEL, P.-J., CRETIN, J., CAMPAGNI, J.-P.: Acrokératose paranéoplasique. Bull. Soc. franc. Derm. Syph. **76**, 889—890 (1969).

NAMOUR, M. N.: Acrokératose paranéoplasique ou syndrome de Bazex. Thèse, Université Paul-Sabatier, Toulouse 1971.

PETRES, J., HAGEDORN, M.: Die „Kaiserstuhl-Krankheit", ein Modell der chronischen Arsen-Intoxikation. Akt. Dermatol. **1**, 177—185 (1975).

PIAGGIO BLANCO, R. A., MONTERO, E. D.: Manifestationes cutàneas en el curso de la enfermedad de Hodgkin y la linfosarcomatosis. An. Fac. Med. Montevideo **37**, 375—398 (1952).

PIERI, J., TEMIME, P., PRIVAT, Y., BAUDINETTO, Y.: Etat ichtyosique diffus associé à une maladie de Hodgkin. Marseille Méd. **99**, 325—327 (1962).

PLAUCHU, M., COLOMB, D., PIANTE, M., THEVENON, P.: Ichtyose acquise paranéoplasique révélatrice d'une maladie de Hodgkin. Lyon Méd. **220**, 899—912 (1968).

POINSO, R., CALAS, E., JAUFFRET, P., POGGI, L.: Maladie de Hodgkin avec ichtyose acquise. Marseille Méd. **101**, 697—700 (1964).

PORTER, A. D.: Vitamin A in some congenital anomalies of the skin. Brit. J. Derm. **63**, 123—127 (1951).

PRIVAT, Y., SANKALE, M., FABRE, S., FAYE, I., FRAMENT, V., BELLOSSI, A.: Amylose systématisée primitive associée à une maladie de Kahler. Etat ichtyosique surajouté. Bull. Soc. franc. Derm. Syph. **76**, 182—183 (1969).

PUISSANT, A., BENVENISTE, M.: Das Bazex-Syndrom. Ein neues paraneoplastisches Syndrom. Münch. med. Wschr. **114**, 19—22 (1972).

REICHES, A. J.: Acquired ichthyosis: Report of case associated with breast carcinoma. Urol. cutan. Rev. **54**, 160 (1950).

RHODES, E. L.: Palmar and plantar seed keratoses and internal malignancy. Brit. J. Derm. **82**, 361—363 (1970).

RONCHESE, F.: Ichthyosiform atrophy of the skin in Hodgkin's disease. Arch. Derm. Syph. (Chic.) **47**, 778—781 (1943).

RONCHESE, F., GATES, D. C.: Ichthyosiform atrophy of the skin in Hodgkin's disease. New Engl. J. Med. **255**, 287—289 (1956).

ROTH, F.: Arsen-Leber-Tumoren (Hämangioendothelion). Z. Krebsforsch. **61**, 468—503 (1957).

SCARPA, C., NINI, G., PASQUA, M. C., FRANCHI, A., FRATI, C.: Singolare osservazione di eritroacrocheratosi paraneoplastica. Minerva Derm. **46** (112), 17—25 (1971).

SCHMÄHL, D., THOMAS, C., AUER, R.: Iatrogenic carcinogenesis. Berlin—Heidelberg—New York: Springer. 1977.

SHINE, I., ALLISON, P. R.: Carcinoma of the oesophagus with tylosis. Lancet **I**, 951—953 (1966).

SNEDDON, I. B.: Acquired ichthyosis in Hodgkin's disease. Brit. Med. J. **I**, 763—764 (1955).

STEPHENS, N. A., RHODES, E. L.: Acquired ichthyosis and steatorrhoea in Hodgkin's disease. Trans. St. John's Hosp. Derm. Soc. **50**, 58—61 (1964).

STEVANOVIC, D. V.: Hodgkin's disease of the skin. Arch. Derm. **82**, 150—153 (1960).

STOLMAN, L. P., KOPF, A. W., GARFINKEL, L.: Are palmar keratoses a sign of internal malignancy? Arch. Derm. **101**, 52—55 (1970).

STRAUSS, J. S.: Localized ichthyosiform skin lesions associated with Hodgkin's disease. Arch. Derm. Syph. (Chic.) **86**, 125—126 (1962).

SWAN, H. P.: The inheritance of tylosis palmaris et plantaris in two families in Northern Ireland. Ulster Medical J. **25**, 27—30 (1956).

THOST, A.: Über erbliche Ichthyosis palmaris et plantaris cornea. Med. Diss., Heidelberg, 1880.

UNNA, P. G.: Über das Keratoma palmare et plantare hereditarium. Arch. Derm. Syph. (Berl.) **15**, 231—270 (1883).

VICHERS, H. R.: Siehe FORMAN, L. (1953).

VISSIAN, L., AUDOLY, P., MARTIN, E., NAMER, M.: Réticulose maligne révélée par une ichtyose apparue à l'âge de 29 ans. Laval Méd. **34**, 665—666 (1963).

WELCH, J. L., EPSTEIN, E.: Acquired ichthyosis in Hodgkin's disease. J. Amer. Med. Ass. **148**, 1221—1223 (1952).

WOODS, B.: Acquired ichthyosis. Hodgkin's disease. Proc. Roy. Soc. Med. **55**, 963—964 (1962).

WOODSIDE, J. R., DOBSON, R. L.: Histopathology of palmar keratoses associated with cancer. Arch. Derm. **98**, 648—651 (1968).

WORMS, R., PEQUIGNOT, H., ISRAEL, L.: Dermatose exfoliante généralisée au cours d'un réticulo-sarcome ganglionnaire de l'aisselle. Disparition rapide et compléte des lésions cutanées après exérèse de la tumeur. Bull. Mém. Soc. Méd. Hop. Paris **67**, 343—345 (1951).

3. Erytheme

3.1. Erythema exsudativum multiforme

Begriffsbestimmung

Das Erythema exsudativum multiforme gehört zu den bläschen- und blasenbildenden Dermatosen. Da die Ätiologie dieser Hauterkrankung noch ungeklärt ist, steht uns zur Zeit noch keine befriedigende Einteilung zur Verfügung (SCHUPPLI, 1963). Es liegen unterschiedliche Vorschläge zur Einordnung der zahlreichen Formen eines Erythema exsudativum multiforme vor: THOMAS (1950) unterscheidet das E. e. m. major (Stevens-Johnson-Syndrom oder Fuchs-Syndrom) und das E. e. m. minor (HEBRA). Die Dermatose der ersten Gruppe soll eine besonders schwere Verlaufsform unter Mitbeteiligung der Konjunktiven und der Genitalien zeigen. PROPPE (1949) schreibt hingegen eine scharfe Trennung zwischen beiden Lokalisationen vor. Auch japanische Autoren grenzen das muco-cutaneo-oculäre Syndrom vom Erythema exsudativum multiforme im Sinne des Erstbeschreibers HEBRA ab (ITO, 1959; NAKAMURA und MATSUO, 1959; IWAI und KOBAYASHI, 1959). COSTELLO (1948) unterscheidet 6 Untergruppen:

1. Milder Typ (HEBRA)

2. Pemphigoider Typ

3. Bullöser pluriorifizieller Typ (STEVENS-JOHNSON)

4. E. e. m. bei Infektionskrankheiten

5. E. e. m. bei internen Erkrankungen

6. E. e. m. nach Medikamenten.

Pathogenese

Als Ursache des E. e. m. wird eine Infektion der Haut durch verschiedene Erreger, wie z. B. Streptokokken, Mycobakterien, Herpes simplex und Spirochäten angenommen (CONSTANTINO, 1936; BRAVERMAN, 1970). Toxische oder allergische Hautreaktionen bei Infektionserkrankungen oder nach medikamentöser Behandlung werden von TAUBER und GOLDMAN (1936), HASSELMANN und WERNSDÖRFER (1949), VANKOS und PASTINSKY (1957) sowie BETSON und ALFORD (1961) diskutiert.

Auf ein E. e. m. bei Kollagenosen wiesen ITO (1959), HEERES, (1961) und RALLISON et al. (1961) hin. Letztlich wird diese Dermatose auch bei Lichtempfindlichkeit (OPPENHEIM, 1933), bei speziellen Klimabedingungen (LAUSECKER, 1953) oder während bestimmter Jahreszeiten beschrieben. Auch bei dem paraneoplastischen E. e. m. werden verschiedene Ursachen angenommen. Nach GOUGEROT und RUPP (1922) könnten folgende Möglichkeiten in Frage kommen:

1. ein zufälliges Zusammentreffen,
2. durch die Hauterkrankung wird ein präkanzeröser Boden geschaffen oder
3. Toxine des Karzinoms rufen die Dermatose auf einem prädisponierten Boden hervor (siehe ROTHMAN, 1925).

Nach VIGH und GERLEI (1968) sowie ROSATO et al. (1969) und SKOG (1971) sind toxische oder immunologische Reaktionen als Ursache des paraneoplastischen E. e. m. anzusehen.

Pathologische Anatomie

Der Beginn der Hauterkrankung kündigt sich durch das Auftreten hellroter, kreisrunder Flecken an. Infolge einer zunehmenden Exsudation kommt es zur Umwandlung in erhabene, im Durchmesser etwa 1,5 bis 2 cm große Quaddeln. Die sich zur Peripherie hin weiter ausdehnenden Einzeleffloreszenzen können sich zentral zurückbilden und einen blauroten Farbton annehmen (Abb. 5). Auf diese Weise entstehen die für das E. e. m. typischen Kokardenformen (Abb. 6). Bei einer stärker ausgebildeten Exsudation wird die Epidermis blasenförmig abgehoben. Im weiteren Verlauf können sich die in unregelmäßigen Schüben auftretenden neuen Effloreszenzen konzentrisch um die älteren Herde lagern. Beim Zusammenfließen mehrerer Herde bilden sich girlandenförmige Veränderungen.

Histologisch lassen sich perivaskuläre, lympho-histiozytäre sowie leukozytäre Infiltrationen im Bereich des oberen Koriums feststellen (Abb. 7). Auch intrazelluläre Ödeme, eine Spongiose der Epidermis und Ödeme im Korium treten gelegentlich auf (EHLERS, 1970). Daneben werden auch Zellnekrosen im Bereich der Epidermis beschrieben (LAMBEAU und MEIREN, 1953).

Klinisches Bild

Aus der Literatur wurden 14 einschlägige Fälle zusammengestellt und ausgewertet. Das Alter der betroffenen Patienten lag zwischen 6 und 82 Jahren; im Durchschnitt betrug es 52 Jahre. Dabei waren etwa gleich häufig Männer und Frauen betroffen.

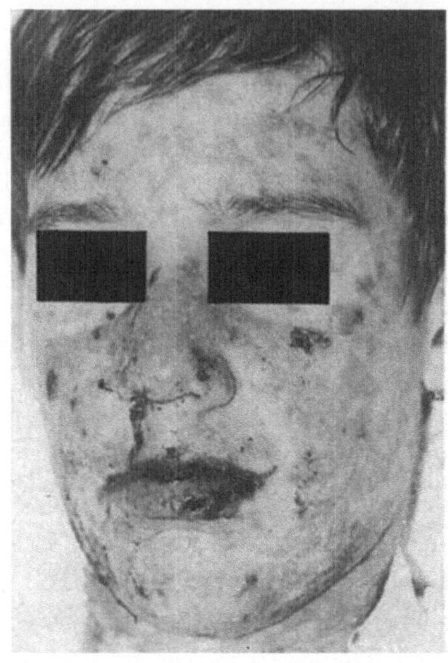

Abb. 5. Erythema exsudativum multiforme der Gesichtshaut mit Schleimhautbeteiligung.

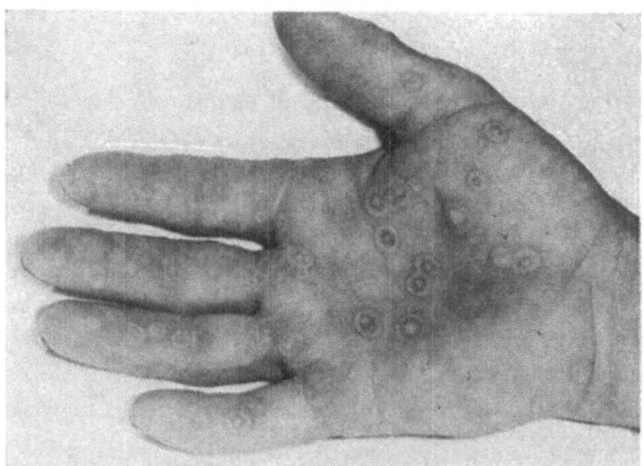

Abb. 6. Palmare Kokarden bei Erythema exsudativum multiforme.

Das klinische Bild wird neben dem gleichzeitigen Bestehen verschiedener Entwicklungsstufen — Erytheme, Papeln, Blasen und Kokarden — durch die Neoplasie selbst bestimmt. Das Erythem war bei den publizierten Fällen an Händen und Füßen, gelegentlich auch an Armen, Beinen, Stamm, Nacken, Hals oder Gesicht lokalisiert (Tab. 6). Ferner wurden auch entsprechende Veränderungen der Lippen und der Mundschleimhaut beschrieben (HASSELMANN und JOHNE, 1952; VIGH und GERLEI, 1968; ROSATO et al., 1969).

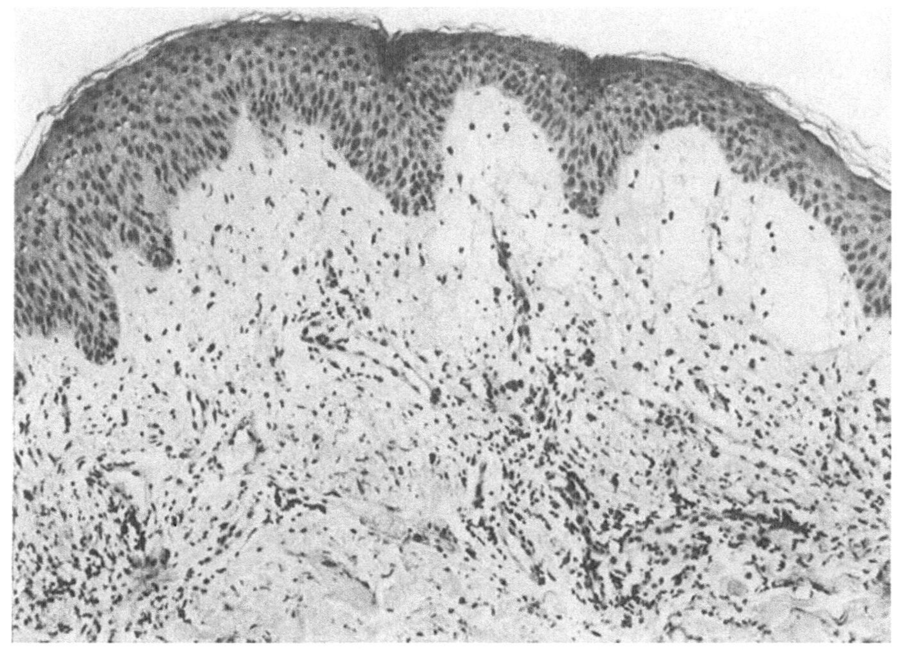

Abb. 7. Erythema exsudativum multiforme. Ödem des Papillarkörpers und entzündliche perivaskuläre Infiltrate. HE-Fbg., 80fache Vergrößerung.

Tabelle 6. *Lokalisation der Hautveränderungen beim Erythema exsudativum multiforme (9 ausgewertete Fälle)*

Lokalisation der Hautveränderungen	Anzahl
Stamm	4
Arme	4
Beine	4
Gesicht	2
Mundschleimhaut	2
Lippen	2
Nacken	2
Hände	2
Füße	2
Hals	1
Rücken	1

Bei dieser kutanen Paraneoplasie wurden bis jetzt bevorzugt Karzinome im Bereich des Magen-Darm-Traktes oder Lymphogranulomatosen nachgewiesen (siehe Tab. 7). Die Prognose hängt von dem Verlauf der Neoplasie ab. Skog (1971) stellte bei mehreren Fällen fest, daß es nach einer operativen Entfernung des Tumors zu einer Besserung der Hautveränderungen kam. Mit dem Auftreten eines Tumorrezidivs trat dann auch die Dermatose wieder auf.

Tabelle 7. *Lokalisation der Tumoren beim Erythema exsudativum multiforme*
(14 ausgewertete Fälle)

Lokalisation der Tumoren	Anzahl
Kolon	3
Morbus Hodgkin	3
Magen	2
Zunge	1
Mamma	1
Uterus	1
Prostata	1
akute Paramyeloblasten-Leukämie	1
Lymphosarkom	1

3.2. Erythema figuratum

Begriffsbestimmung

Unter dem Begriff „Erythema figuratum" wird eine Gruppe von Dermatosen zusammengefaßt, die in ihrer Morphologie und in ihrem klinischen Verhalten weitgehend übereinstimmen (SUMMERLY, 1964; WHITE und PERRY, 1969). Diese Erytheme können gewunden oder kreisförmig gestaltet sein, über längere Zeit bestehen, wandern oder sich auch unter Ausbildung einer zentralen Aufhellung ausbreiten. Sie werden in der Dermatologie auch unter folgenden Bezeichnungen geführt: Erythema gyratum perstans (FOX, 1889), Erythema figuratum perstans (WENDE, 1908), Erythema annulare centrifugum (DARIER, 1917), Erythema mikrogyratum persistens (STREMPEL, 1922), Erythema simplex gyratum (TACHAU, 1928), Vesicular erythema annulare centrifugum (GRAHAM und THRONE, 1930), Erythema gyratum repens (GAMMEL, 1952) und Erythema fixum generalisatum (LASZCZKA, 1965). Das Erythema chronicum migrans ist ätiopathogenetisch geklärt: Es folgt einem Zeckenbiß und ist mit Penicillin zu behandeln.

Eine Sonderstellung unter den figurierten Erythemen nimmt das *Erythema gyratum repens* (GAMMEL, 1952) ein, da es bisher äußerst selten und nur in Verbindung mit Neoplasien beobachtet wurde.

Pathogenese

Als Ursache des figurierten Erythems werden neben Zusammenhängen mit Neoplasien, akuten und chronischen Infektionen, Mykosen, parasitären Erkrankungen, Zeckenbissen, Störungen des Magen-Darm-Trakts, metabolischen oder endokrinen Störungen, allergischen Reaktionen, toxischen Schäden, rheumatischen Erkrankungen, Klimakterium, sowie Reaktionen auf Medikamente und Alkoholabus genannt (PROPPE, 1934; WERNSDÖRFER, 1941; STILLIANS, 1953; HERZBERG und SEELEMANN, 1953; SUMMERLY, 1964; BELISARIO, 1965; KIMMIG et al., 1967; ASHURST, 1967; WHITE und PERRY, 1969; JÄNNER und TOYOSI, 1971).

SHELLEY und HURLEY (1960) berichteten über eine 26jährige Patientin, bei
der neben einem Erythema annulare centrifugum gutartige Neoplasien in beiden
Brustdrüsen beobachtet wurden. Immunologische Untersuchungen zeigten
spezifische, zirkulierende Autoantikörper gegen das eigene zystische Gewebe der
Mammae, nicht aber gegen das fibröse Bindegewebe der Brust. Die Autoren vermuteten, daß aus dem tumorösen Gewebe eine antigenwirksame Substanz freigesetzt wurde, welche über den Blutstrom in die Haut gelangt. Auf Grund der
Antigen-Antikörperreaktion soll es in den betroffenen Hautarealen zur Ausbildung
von Effloreszenzen gekommen sein. Bei dieser Patientin war der LE-Zelltest
positiv.

LAZAR (1963) beschrieb einen 78jährigen Mann, bei dem sich aus einer epidermalen Zyste ein Plattenepithelkarzinom entwickelt hatte. Der Autor betrachtete das gleichzeitige Auftreten eines figurierten Erythems als eine immunologische Antwort der Haut auf die Anwesenheit von zirkulierenden Tumorzellen
oder eines im Tumorgewebe gebildeten wirksamen Stoffes. Die Hautveränderungen
bildeten sich nach Behandlung des Tumors zurück und traten bei einem Tumor-
rezidiv erneut auf. Hautteste mit einer Suspension des neoplastischen Gewebes
ergaben eine positive Reaktion.

SHAMMY (1963) deutete die Hauterscheinungen als immunologische Antwort
auf einen Tumor. Allerdings traten sowohl nach intradermaler Injektion einer
Lösung aus Tumorgewebe als auch nach intradermaler Gabe einer Salzlösung
erythematöse Effloreszenzen auf (siehe auch SUMMERLY, 1964).

Mögliche Beziehungen zu Virusinfektionen wurden von KIMMIG et al. (1967)
diskutiert. Sie berichteten über einen 72jährigen Patienten mit Erythema annulare
centrifugum und einer Retikulose. Seit 25 Jahren war bei diesem Mann auch ein
schwerer rezidivierender Herpes simplex bekannt. Die Autoren hielten es für denkbar, daß eine Verbindung bestand zwischen dieser Infektion und dem Erythem,
oder daß der Herpes simplex die Ursache der retikulären Wucherung mit leukä-
moider Reaktion war.

Pathologische Anatomie

Auf das gemeinsame Auftreten eines figurierten Erythems (Erythema gyratum
repens ausgenommen) und einer Neoplasie gehen 20 Fallbeschreibungen ein.
5mal wurde die Dermatose als „Erythema figuratum" oder als „Erythema
perstans" beschrieben. Bei 3 Patienten lautete die Diagnose „Erythema gyratum
perstans". Bei den meisten Fällen (12mal) wurde sie als „Erythema annulare
centrifugum" nach DARIER (1917) bezeichnet. Je nach Ausbreitungstendenz der
Herde entstehen klein- bis großflächige oder flächenhafte Erytheme. Auf Grund
des peripheren Wachstums, der Rückbildung im Zentrum und der Konfluenz
einzelner Läsionen entwickeln sich figurierte Erytheme, die annulär, zirzinär,
gyriert oder auch serpiginös gestaltet sein können (ZIERZ, 1970). Schuppungen
sind als Sekundärerscheinungen zu deuten (Abb. 8).

Das Krankheitsbild *Erythema gyratum perstans* nach FOX (1889) wird wie folgt
beschrieben: Zunächst entwickeln sich am Stamm und an den Extremitäten
rund-ovale, erythematöse Flecken, die sich peripher ausdehnen und im Zentrum
aufhellen. Durch die zentrale Rückbildung der Effloreszenzen und durch das

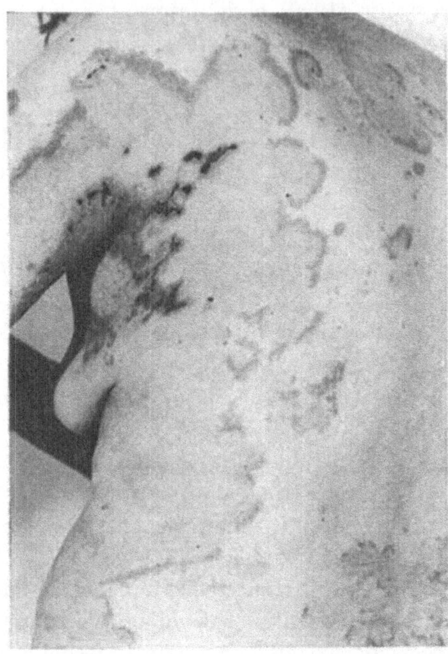

Abb. 8. Erythema figuratum. Flächenhafte, teils rundliche, teils zirzinäre Erytheme mit dunklem Rand und aufgehelltem Zentrum.

Konfluieren der einzelnen Herde entsteht eine typische zirzinäre, gyrierte Zeichnung. Auf Grund des Wechsels zwischen Abheilung und Neuentstehung dieser Herde ist das Bild ständigen Veränderungen unterworfen.

Histologisch lassen sich ausgeprägte Parakeratosen oder Akanthose feststellen sowie stärkere Infiltrationen, die vorwiegend aus Lymphozyten, Histiozyten und gelegentlich aus neutrophilen Leukozyten bestehen und besonders in den oberen Hautschichten zu finden sind (SHAMMY, 1963; WHITE und PERRY, 1969).

Beim *Erythema annulare centrifugum* nach DARIER (1917) bilden sich zu Beginn der Erkrankung rosafarbene, kreisförmige, derbe, zentrifugal wachsende Papeln aus. Die Zentren dieser Herde sinken auf Hautniveau zurück und gehen schließlich leicht zyanotisch oder pigmentiert in eine sonst normale Haut über. Durch Zusammenfließen dieser Effloreszenzen und ein fortschreitendes peripheres Wachstum ergeben sich ring-, bogen- oder girlandenförmig begrenzte Bilder von unterschiedlicher Größe und derber Konsistenz mit einem erhabenen breiten Rand und einer rötlich zentralen Partie.

Histologisch findet man beim Erythema annulare centrifugum ein Ödem der Kutis und des Papillarkörpers sowie kleinste Infiltrationen, die auch perivaskulär lokalisiert sind. Sie bestehen aus Lymphozyten, vereinzelten segmentkernigen Granulozyten und Mastzellen, wobei Plasmazellen nicht vorkommen sollen (PROPPE, 1934; WERNSDÖRFER, 1941; ZIERZ, 1970).

Klinisches Bild

Auf die Häufigkeit von Neoplasien bei Patienten mit figurierten Erythemen (das Erythema gyratum repens ausgenommen) geht die Arbeit von WHITE und PERRY (1969) ein: Bei 113 Patienten fanden sich 7 mit einem zusätzlichen Tumor. Das Durchschnittsalter dieser 113 Patienten (54 Männer und 59 Frauen) lag bei 52 Jahren. Patienten mit einem figurierten Erythem und einer Neoplasie waren im Durchschnitt 49 Jahre alt. Der jüngste Patient war ein 10jähriger Junge mit Erythema annulare centrifugum und einer akuten myeloischen Leukämie (HERZBERG und SEELEMANN, 1953), der älteste war ein 78jähriger Mann mit Erythema annulare centrifugum und einem Plattenepithelkarzinom in einer epidermalen Zyste (LAZAR, 1963).

Die Hautveränderungen, die gelegentlich von einem leichten Juckreiz begleitet werden, treten bevorzugt an den Extremitäten, am Stamm und im Gesicht auf (Tab. 8). Der enge Zusammenhang zwischen Tumor und Dermatose kommt durch das Verhalten der Hauterkrankungen unter der Tumorbehandlung deutlich zum Ausdruck. Sowohl SHAMMY (1963) als auch CALDWELL (1963), LAZAR (1963), KIMMIG und Mitarbeiter (1967) konnten eine wesentliche Besserung bzw. ein Verschwinden der Hautveränderungen nach operativer Entfernung des Tumors, Strahlentherapie oder Chemotherapie feststellen. Bei einem Rezidiv des Tumors trat das Erythem erneut auf (LAZAR, 1963).

Die Hautveränderungen können sowohl vor als auch nach dem Tumor klinisch manifest werden. Bei 10 Patienten bildeten sich die Erytheme vor der Neoplasie aus (im Durchschnitt 8 Monate zuvor), bei 8 erst nach der Neubildung (im Durchschnitt 2,5 Jahre später). Eine Auswertung von 20 Fällen mit einem figurierten

Tabelle 8. *Lokalisation der Hautveränderungen beim Erythema figuratum (19 ausgewertete Fälle)*

Lokalisation der Hautveränderungen	Anzahl
Beine	12
Stamm	7
Gesicht	4
Schulter	2
Rücken	2
Brust	2
Hals	1
Nacken	1
Gesäß	1

Erythem und einem Tumor ergab folgende Geschwulstlokalisationen: Bei 11 Fällen handelte es sich um viszerale Neubildungen, bei 7 Patienten lag eine geschwulstartige Systemerkrankung vor, bei weiteren 2 Patienten wurden Hautkarzinome diagnostiziert (siehe Tab. 9).

Tabelle 9. *Lokalisation der Tumoren beim Erythema figuratum*
(20 ausgewertete Fälle)

Lokalisation der Tumoren	Anzahl
1. Organtumoren	
Lunge	2
Rektum	2
Mamma	2
Kehlkopf	1
Schilddrüse	1
Ovar	1
Colon	1
„viszerales Organ"	1
2. Myelo-lymphoproliferative Erkrankungen	
Leukämien	3
Morbus Hodgkin	2
Plasmozytom	1
Retikulose-Lymphadenose	1
3. Sonstige Tumoren	
Epidermale Hautzyste (Rücken) — Ca	1
Nasenpolyp — Adenokarzinom	1

3.3. Erythema gyratum repens

Begriffsbestimmung

Das Erythema gyratum repens wurde 1952 von GAMMEL beschrieben. Morphologisch gehört es zu den figurierten Erythemen, nimmt jedoch wegen seiner außerordentlichen Seltenheit und seiner pathogenetischen Beziehung zu viszeralen Tumoren eine Sonderstellung ein und ist differentialdiagnostisch vom Erythema annulare centrifugum abzugrenzen.

Pathogenese

Bei den bisher veröffentlichten Beobachtungen eines Erythema gyratum repens wird übereinstimmend über das Vorhandensein eines viszeralen Karzinoms berichtet. Die Lokalisation der Tumoren (Mamma, Bronchus, Magen, Harnblase u. a.) scheint aber für das Auftreten der Dermatose von untergeordneter Rolle zu sein. Die Wechselbeziehungen zwischen Tumor und Hauterkrankungen lassen sich durch die Therapie der Geschwulst nachweisen. So führte die Behandlung des Tumors zu einer Besserung bzw. einem Verschwinden des Erythema gyratum repens:

GAMMEL (1952)   Rückbildung nach operativer Entfernung der Neubildung

GOLD (1959)   Rückbildung nach Strahlentherapie

PURDY (1959)   Besserung unter Kortikoid-Therapie

DUPERRAT et al. (1961)   Besserung unter Kortikoid-Therapie

DUPERRAT et al. (1961)   Besserung unter Strahlentherapie

VAN DIJK (1961)   Besserung unter Strahlentherapie

STORCK et al. (1962)   Besserung unter Strahlentherapie

LAEVELL et al. (1967)   Vorübergehende Besserung nach operativer Entfernung
                         der Metastase
MIGUERES et al. (1967)   Rückbildung nach Chemotherapie
TELLER (1971)   Vorübergehende Besserung nach Betatronbestrahlung.

Der formalpathogenetische Zusammenhang zwischen dem Tumor und der kutanen Paraneoplasie ist noch ungeklärt. STORCK und Mitarbeiter (1962) halten es für möglich, daß die Hauterkrankung Ausdruck eines Autoimmunprozesses ist, der durch pathologische, aus dem Karzinom gelöste Stoffe hervorgerufen wird (Autoimmunsyndrom).

Sowohl GAMMEL (1952) als auch DUPERRAT und Mitarbeiter (1961) sind der Auffassung, daß Tumorstoffe (Allergene oder Toxine) für die Hautveränderungen verantwortlich seien: sie sprechen von „Karzinotoxinen". Die immunelektrophoretisch festgestellten Gamma-G-Immunglobuline sprechen für einen derartigen Prozeß (TELLER, 1971).

Pathologische Anatomie

Makroskopisch beginnt das Erythema gyratum repens mit urtikariellen Papeln oder mit kleinen erythematösen, zuweilen leicht infiltrierenden, scharfrandigen Herden mit brennesselartiger Begrenzung (DUPERRAT, et al., 1961). Die Effloreszenzen breiten sich zentrifugal bis zu einem Durchmesser von 4 bis 5 cm aus. Zu diesem Zeitpunkt blassen die Zentren dieser Herde ab, so daß Ring- oder Kreisfiguren entstehen. Während es nun in den Zentren zur Abheilung kommt, wachsen die Ring- und Kreisfiguren weiter aufeinander zu und bilden durch Konfluenz unregelmäßige, gyrierte, serpiginöse, girlandenartige, wellenförmige, spiralige Bänder (PEVNY, 1966) von bräunlich-roter Farbe. Diese Bänder weisen eine Breite von 2 bis 4 cm auf, sind rein makulös und nur in Ausnahmefällen (atypische Formen) gering infiltriert. Typisch für diese Effloreszenzen ist ihre randständige Ausbreitungstendenz. Während die konvexen Randpartien weiterwandern (1 cm pro Tag), kommt es an den konkaven inneren Rändern — wie bei der Ringbildung — zur Abheilung. Innerhalb dieser nun abgeheilten Gebiete bilden sich wiederum kleinfleckige Rezidive.

Auf Grund des ständigen Wechsels von Ausbreitung, Rückbildung und Rezidiv entsteht ein typisches Erscheinungsbild mit sich ständig verändernden Figuren. DUPERRAT und Mitarbeiter (1961) verglichen das Bild mit der Zeichnung eines Zebras (zebraartige Figuration) oder mit dem Muster einer englischen Lochstickerei bzw. mit der Maserung des Zypressenholzes (GAMMEL, 1952).

An den Rändern der figurierten Bänder bildet eine trockene Abschuppung der obersten Hornschicht girlandenförmige Collarettes (STORCK et al., 1962). Die „Schuppenkrause" kann unterschiedlich stark ausgebildet sein (PEVNY, 1966). Diese charakteristischen Hautveränderungen finden sich nur am Stamm und an den proximalen Anteilen der Extremitäten (Tab. 10). Uncharakteristische Effloreszenzen können an Kopf, Hals, Gesicht, Unterschenkel, Füßen und Händen auftreten. Dabei handelt es sich um fleckenhafte Erytheme mit einem mehr oder weniger starken Ödem, vor allem an den Augenlidern. Ferner erkennt man eine flächenhafte Infiltration und eine kleieförmige, weißliche Schuppung im behaarten Kopf. Diese Veränderungen sind im Gegensatz zu den typischen Effloreszenzen homogen und unterliegen nicht einem ständigen Wechsel.

Tabelle 10. *Lokalisation der Hautveränderungen beim Erythema gyratum repens*
(15 ausgewertete Fälle)

Lokalisation der Hautveränderungen	Anzahl
Generalisiert	8
Stamm	7
Arme	6·
Beine	5
Hals	1

Histologisch zeigt die Epidermis eine Hyperkeratose, geringe Parakeratose, mittelstarke Akanthose mit verlängerten Reteleisten, eine deutliche Mitoseaktivität im Stratum germinativum und eine unregelmäßige Breite des Stratum granulosum. Im Korium lassen sich gering erweiterte Kapillaren mit entzündlichen perivaskulären Infiltraten (Lymphozyten, Histiozyten und vereinzelte mononukleäre Zellen) finden. Innerhalb der Kapillaren treten Lymphozyten, neutrophile Granulozyten sowie hyperplastische Kapillarendothelien auf (GAMMEL, 1952).

STORCK und Mitarbeiter (1962) stellten fest, daß diese histologischen Veränderungen im Korium nur im Bereich erythematöser Bänder vorkommen. Sie nahmen daher an, daß es sich bei dem Erythema gyratum repens um einen migrierenden, entzündlichen, dermalen Prozeß mit sekundärer Beteiligung des Epithels handelt (siehe auch TELLER, 1971).

Klinisches Bild

Bei 15 ausgewerteten Fällen handelte es sich um 45 bis 75 Jahre alte Patienten. Das Durchschnittsalter betrug 62 Jahre. Frauen und Männer waren fast gleich häufig befallen (8 Männer und 7 Frauen). Differentialdiagnostisch ist diese Dermatose von dem Erythema annulare centrifugum abzugrenzen (siehe Tab. 11).

Tabelle 11. *Differentialdiagnose der Erytheme*

Befund	Erythema annulare centrifugum	Erythema gyratum repens
Klinisches Bild	scharf begrenzte, annuläre oder gyrierte Herde	unscharf begrenzte zerfließende, vielgestaltige „zebraähnliche" Herde
Randpartien der Herde	erhaben, deutlich infiltriert	flach, rein makulös
Farbe der Herde	rot bis elfenbeinfarben	einheitlich rosa bis rot-braun
Entwicklung der Herde	langsamer Wandel des Hautbildes	täglicher Wandel des Hautbildes
Histologie	dichtes Infiltrat im mittleren Korium	geringgradiges Infiltrat im Korium
Maligne Tumoren	selten: Karzinome, Sarkome, Retikulosen, M. Hodgkin, Leukämien	obligat: Karzinome
Gutartige Tumoren	kommen vor	fehlen

Beim Erythema gyratum repens wurden besonders viscerale Tumoren festgestellt (Tab. 12). Die zeitlichen Beziehungen zwischen Dermatose und Tumor waren bei 14 Fällen angegeben. Bei 9 Patienten wurde die Hauterkrankung

Tabelle 12. *Lokalisation der Tumoren beim Erythema gyratum repens*
(15 ausgewertete Fälle)

Lokalisation der Tumoren	Anzahl
Lunge	3
Magen	2
Mamma	2
Uterus	2
Portio uteri	1
Prostata	1
Zunge	1
Hypopharynx	1
Harnblase	1
Metastase eines unbekannten Primärtumors	1

3 bis 18 Monate (im Durchschnitt 8 Monate) vor dem Tumor diagnostiziert. Bei einem Fall traten beide gleichzeitig auf und bei weiteren 4 Fällen wurde das Erythem erst 5 bis 24 Monate nach der Geschwulst festgestellt.

Literatur

ANDREWS, G. S.: Hodgkin's disease. Arch. Derm. Syph. (Chic.) **13**, 589 (1926).

ASHURST, P. J.: Erythema annulare centrifugum. Due to hydroxychloroquine sulfate and chloroquine sulfate. Arch. Derm. **95**, 37—39 (1967).

BELISARIO, J. C.: Some cutaneous manifestations associated with internal cancer. Australian J. Derm. **8**, 85—96 (1965).

BETSON, J. R., JR., ALFORD, C. D.: Stevens-Johnsonssyndrome secondary to phenobarbital administration in the treatment of toxaemia of pregnancy. Obstet. Gynec. **18**, 195—199 (1961).

BRAVERMAN, I. M.: Skin signs of systemic disease. Philadelphia—London—Toronto: W. B. Saunders. 1970.

CALDWELL, I. W.: Erythema anulare centrifugum. Ref. in: SHAMMY, H. K. (for CHURCH, E. R.): Bronchiolar carcinoma presenting as erythema gyratum perstans. Proc. Roy. Soc. Med. **56**, 904 (1963).

CHARGIN, L.: Erythema annulare centrifugum (Darier). Arch. Derm. Syph. (Chic.) **40**, 1025 (1939).

CHURCH, R. E.: Zit. bei SHAMMY, H. K. (1963).

CONSTANTINO, S.: Contributo allo studio dell'eziologia dell'eritema essudativo polimorfo. Dermosifiliografo **11**, 92 (1936).

COSTELLO, M. J. (1948): Zit. bei SCHUPPLI, R. (1963).

DARIER, J.: De l'érythème annulaire centrifuge (érythème papulo-ciriné migrateur et chronique) et de quelques éruptions analogues. Ann. Derm. Syph. (Paris) **6**, 57—76 (1917).

DIJK, E. van: Erythema gyratum repens. Dermatologica **123**, 301—310 (1961).

DUPERRAT, B., GUILAINE, J., DEMAY, C.: Erythema gyratum en rapport avec un carcinome cervical métastatique. Bull. Soc. franc. Derm. Syph. **68**, 20—21 (1961).

DUPERRAT, B., PRINGUET, R., DAVID, V.: Erythéma gyratum repens. Bull. Soc. franc. Derm. Syph. **68**, 578—582 (1961).

EHLERS, G.: Erythema exsudativum multiforme. In: Haut- und Geschlechtskrankheiten (BODE, H. G., KORTING, G. W., Hrsg.), Bd. 1, S. 62—75. Stuttgart: G. Fischer. 1970.

FERRABOUC, L., SOHIER, R., RATIE, A., PELLERAT, J.: Erythème centrifuge purpurique. Bull. Soc. franc. Derm. Syph. 44, 1780—1782 (1937).

FOX, T. C.: Erythema gyratum perstans. International atlas of rare skin diseases. London: Churchill. 1889.

FÜLLENBAUM, L.: Fall von Lymphogranulomatose mit atypischem Exanthem. Zbl. Haut- u. Geschl.-Kr. 23, 629—630 (1927).

GAMMEL, J. A.: Erythema gyratum repens. Arch. Derm. Syph. (Chic.) 66, 494—505 (1952).

GOLD, S. C.: Zit. bei SCHNEEWEISS, J. (1959).

GOUGEROT, RUPP: Erythema exsudativum multiforme. Paris méd. 12, 234 (1922).

GOUGEROT, P., BLUM, P., BRALEZ: Succession puis coexistence d'érythème annulaire centrifuge et de dermatite polymorphe douloureuse. Bull. Soc. franc. Derm. Syph. 38, 616 (1931).

GOUGEROT, H., VISSIAN, LAPLANCHE: Nouvel exemple de dermatite polymorphe doulou- reuse de Brocq-Duhring et d'eczéma. Bull. Soc. franc. Derm. Syph. 57, 386 (1950).

GRAHAM, T. N., THRONE, B.: Erythème annulaire centrifuge. Arch. Derm. Syph. (Chic.) 22, 777—789 (1930)

HASSELMANN, C. M., WERNSDÖRFER, R.: Polymorphes, erythematöses Trichophytid bei Trichophytia profunda. Arch. Derm. Syph. (Berl.) 187, 409—416 (1949).

HASSELMANN, C. M., JOHNE, H. O.: Über Erythema exsudativum multiforme (Hebra) als mögliches Initialsymptom der akuten Leukämie. Med. Klin. 47, 1626—1629 (1952).

HEERES, P. A.: Erythema exsudativum multiforme und Lupus erythematodes dissemi- natus. Dtsch. med. Wschr. 86, 349—351 (1961).

HERZBERG, J. J., SEELEMANN, K.: Erythema annulare centrifugum sympatomaticum bei akuter Leukose. Arch. Derm. Syph. (Berl.) 195, 434—446 (1953).

ITO, K.: Muco-cutaneo-ocular syndrome, erythema multiforme and "collagenosis". Bull. pharm. Res. Inst. 21, 19 (1959).

ITO, K.: Muco-cutaneo-ocular syndrome. Jap. J. Derm. 69, 657 (1959).

IWAI, T., KOBAYASHI, T.: Histopathological studies of the muco-cutaneous-ocular syn- drome. Jap. J. Derm. 69, 78 (1959).

JÄNNER, M., TOYOSI, J.: Figurierte Erytheme, follikuläre Muzinose bei Leukosen und Retikulosen. In: Cutane paraneoplastische Syndrome (HERZBERG, J. J., Hrsg.). Stutt- gart: G. Fischer. 1971.

KIMMIG, J., ROHDE, B., JÄNNER, M.: Erythema annulare centrifugum Darier als Reaktions- form bei Erkrankungen des retikulohistiozytären Systems. Derm. Wschr. 153, 604 bis 612 (1967).

KOLLER, L.: Lymphogranulomatosis. Zbl. Haut- u. Geschl.-Kr. 58, 326—327 (1938).

LAEVELL, U. W., WINTERNITZ, W. W., BLACK, J. H.: Erythema gyratum repens and un- differentiated carcinoma. Arch. Derm. Syph. (Chic.) 95, 69—72 (1967).

LAMBEAU, P., VAN DER MEIREN, L.: Erythème polymorphe; particularités histopathologi- ques. Arch. Belges. Derm. Syph. 9, 60—63 (1953).

LASZCZKA, C.: Erythema fixum generalisatum. Gruźlica 33, 935—937 (1965).

LAUSECKER, H.0 Zur Geographie des Erythema exsudativum multiforme. Hautarzt 4, 567—568 (1953).

LAZAR, P.: Erythema figuratum perstans (Wende) or erythema annulare centrifugum (Darier) associated with squamous cell epithelioma arising from epidermal cyst. Arch. Derm. Syph. (Chic.) 74, 214 (1956).

LAZAR, P.: Cancer erythema annulare centrifugum, autoimmunity. Arch. Derm. Syph. 87, 246—251 (1963).

LE COULANT, TEXIER, MALEVILLE, GENIAUX, TAMISIER: Erythema gyratum repens. Bull. Soc. franc. Derm. 73, 235—236 (1966).

LIPSCHÜTZ, B.: Über eine seltene Erythemform (Erythema chronicum migrans). Arch. Derm. Syph. (Berl.) 118, 349—356 (1913).

MIGUERES, J., JOVER, A., LAYSSOL, M., RANFAING, J.: Un syndrome paranéoplasique rare: L'érythème „gyratum repens" ou syndrome de Gammel. Press. Médic. 75, 1239—1242 (1967).

Montgomery, A. H.: Erythema annulare centrifugum. Arch. Derm. Syph. (Chic.) 60, 444—445 (1949).

Nakamura, J., Matsuo, S.: On muco-cutaneous ocular syndrome. Jap. J. Derm. 69, 77 (1959).

Oppenheim: Erythema exsudativum multiforme, provoziert durch Besonnung. Zbl. Haut- u. Geschl.-Kr. 46, 413 (1933).

Pautrier, L. M., Woringer, F.: Granulomatose ayant débuté par des lésions cutanées à type d'érythème annulaire centrifuge et se terminant deux ans plus tard par des lésions viscérales entraînant la mort. Bull. Soc. franç. Derm. 44, 1566—1584 (1937).

Petzold, D., Leyh, F.: Erythema anulare centrifugum Darier, annuläres Erythem als paraneoplastisches Syndrom bei Ovarialkarzinom, Microsporia canis, Erythema infectiosum, Erythema perstans faciei, intraepitheliales Epitheliom Jadassohn-Borst. Hautarzt 28, 210—211 (1977).

Pevny, I.: Erythema gyratum repens. Z. Haut- u. Geschl.-Kr. 40, 260—270 (1966).

Proppe, A.: Über Erytheme. Derm. Z. 68, 331—345 (1934).

Proppe, A.: Die Baadersche Dermatostomatitis, die Ectodermosis erosiva pluriorificialis Fiessinger-Rendu, das Stevens-Johnsonsche Syndrom und die Conjunctivitis et Stomatitis pseudomembranacea als Syndroma muco-cutaneo-oculare acutum Fuchs. Arch. Derm. Syph. (Berl.) 187, 392—408 (1949).

Purdy, M. J.: Erythema gyratum repens. Arch. Derm. Syph. (Chic.) 80, 590—591 (1959).

Rallison, M. L., Carlisle, J. W., Lee, R. E., Vernier, R. L., Good, R. A.: Lupus erythematosus and Stevens-Johnson Syndrome. Occurrence as reactions to anticonvulsant medication. Amer. J. Dis. Child. 101, 725—738 (1961).

Rosato, F. E., Shelley, W. B., Fitts, W. T., Miller, L. D.: Nonmetastatic cutaneous manifestations of cancer of the colon. Amer. J. Surg. 117, 277—281 (1969).

Rothman, S.: Über Hauterscheinungen bei bösartigen Geschwülsten innerer Organe. Arch. Derm. Syph. (Berl.) 149, 99—123 (1925).

Schneeweiss, J.: Erythema gyratum repens. Proc. Roy. Soc. Med. 52, 367 (1959).

Schuppli, R.: Erythema exsudativum multiforme. In: Handbuch der Haut- und Geschlechtskrankheiten (Jadassohn, J., Hrsg.), Erg.-Werk, Bd. 2. Berlin—Göttingen—Heidelberg: Springer. 1963.

Shammy, H. K.: Bronchiolar carcinoma presenting as erythema gyratum perstans. Proc. Roy. Soc. Med. 56, 904 (1963).

Shelley, W. B., Hurley, H. J.: An unusual autoimmune syndrome. Arch. Derm. 81, 889—897 (1960).

Sjögren, G.: Lymphogranulomatosis maligna (Sternberg's disease) with skin lesions resembling erythema multiforme as predominant symptom. Report of Case. Acta derm.-venereol. (Stockh.) 33, 518—521 (1953).

Skog, E.: Bläschen- und blasenbildende Dermatosen als paraneoplastische Syndrome. In: Cutane paraneoplastische Syndrome (Herzberg, J. J., Hrsg.). Stuttgart: G. Fischer. 1971.

Stillians, A.: Erythema annulare centrifugum. Its relation to internal disease. Arch. Derm. Syph. (Chic.) 67, 590—593 (1953).

Storck, H., Schnyder, U. W., Schwarz, K.: Erythema gyratum repens bei Hypopharynxcarcinom. Dermatologica 124, 289—293 (1962).

Strempel, R.: Ein Fall von Erythema mikrogyratum persistens. Derm. Wschr. 75, 1049 (1922).

Summerly, R.: The figurate erythemas and neoplasia. Brit. J. Derm. 76, 370—373 (1964).

Tachau, P.: Erythema exsudativum multiforme und nodosum. In: Handbuch der Haut- u. Geschlechtskrankheiten (Jadassohn, H., Hrsg.), Bd. 6/2, S. 584—677. Berlin: Springer. 1928.

Tauber, E. B., Goldman, L.: Atypical forms of skin tuberculosis in colored children. Arch. Pediat. 53, 540—549 (1936).

Teller, H.: Erythema gyratum repens Gammel, In: Cutane paraneoplastische Syndrome (Herzberg, J. J., Hrsg.). Stuttgart: G. Fischer. 1971.

Telner, P., Leznoff, A., Frank, H.: A relationship between erythema multiforme and histoplasmosis. J. invest. Derm. 45, 135—138 (1965).

THOMAS, B. A.: The so-called Stevens-Johnson-Syndrom. Brit. med. J. I, 1393 (1950).

THOMSON, J., STANKLER, L.: Erythema gyratum repens. Reports of two further cases associated with carcinoma. Brit. J. Derm. 82, 406—411 (1970).

VANKOS, J., PASTINSZKY, S.: Ein Fall von durch Phenylbutazon hervorgerufenem Stevens-Johnson-Syndrom mit tödlichem Ausgang. Z. Haut- u. Geschl.-Kr. 23, 54—57 (1957).

VIGH, G., GERLEI, F.: Erythema exsudativum multiforme und Magenkrebs. Derm. Wschr. 154, 798—803 (1968).

WENDE, G. W.: Erythema figuratum perstans. J. Amer. med. Ass. 51, 1936 (1908).

WERNSDÖRFER, R.: Über Erythema annulare centrifugum (Darier) mit Mitteilung zweier selbst beobachteter Fälle. Arch. Derm. Syph. (Berl.) 182, 41—51 (1941).

WHITE, J. W., PERRY, H. O.: Erythema perstans. Brit. J. Derm. 81, 641—651 (1969).

WOERDEMAN, M. J.: Erythema gyratum repens. Dermatologica 128, 391—392 (1964).

ZIERZ, P.: Akute Erytheme. In: Haut- und Geschlechtskrankheiten (BODE, H. G., KORTING, H. G., Hrsg.), Bd. 1, S. 51—69. Stuttgart: G. Fischer. 1970.

4. Bullöse Dermatosen

4.1. Dermatitis herpetiformis Duhring-Brocq

Begriffsbestimmung

Die Dermatitis herpetiformis Duhring-Brocq gehört zu der Gruppe der bullösen Dermatosen und zeigt klinisch eine enge Verwandtschaft zum Pemphigus vulgaris und zum Pemphigoid. TAPPEINER und PFLEGER (1962) wiesen darauf hin, daß die früher häufiger beschriebenen Übergänge einer Dermatitis herpetiformis oder eines Pemphigoids in einen Pemphigus vulgaris und umgekehrt klinisch vorgetäuscht aber histologisch nicht bestätigt wurden.

Die Frage, ob man eine idiopathische Dermatitis herpetiformis von einer symptomatischen Form abgrenzen muß, wurde von SCHULTZE-FRENZEL (1955) bejaht, dagegen von BOHNSTEDT und EHLERS (1965) abgelehnt.

Pathogenese

1909 beschrieb BOGROW bei einer 28jährigen Patientin mit einem Uteruskarzinom eine Dermatitis herpetiformis und diskutierte toxische Einwirkungen als Ursache dieser Hautveränderungen. Als toxische Stoffe nahm man Bakterienprodukte an, die von dem Tumor freigegeben wurden und in den Körper eingedrungen waren.

WATRIN und JEANDIDIER (1951) brachten antigenwirksame Toxine, die durch den Tumor direkt gebildet wurden, formalpathogenetisch mit den Hautveränderungen in Zusammenhang. Auch BOHNSTEDT und EHLERS (1965) sowie OBERSTE-LEHN (1970) deuteten die Dermatitis herpetiformis als eine allergische Reaktion der Haut (siehe auch SKOG, 1971).

TOBIAS (1951) und SCHULTZE-FRENZEL (1955) sahen in den Nekrosen des Tumors die Ursache der Dermatose. TOBIAS (1951) nahm dabei an, daß die in diesem Gewebe gebildeten Toxine Gefäßveränderungen der Haut hervorriefen und somit zur Bildung von Ödemen und Infiltrationen mit Blasenbildungen führten.

Etwa 75% der Patienten mit einer Dermatitis herpetiformis weisen gleichzeitig Zeichen eines Malabsorptionssyndroms auf (MARKS und SHUSTER, 1971). Aus diesem Grunde bezeichnet man dieses Krankheitsbild auch als „dermatogenic enteropathy" oder als „enteropathie dermatogene" (SHUSTER und MARKS, 1965; FRY et al., 1974; KORTING, 1974; ALE-XANDER, 1975). Histologisch zeigt der Dünndarm eine stärkere Zottenatrophie, die von einer Kryptenhyperplasie begleitet wird. Dieses feingewebliche Bild entspricht weitgehend den histologischen Veränderungen der glutensensitiven Enteropathie. Bemerkenswert ist aber, daß bei 6,9% der glutensensitiven Enteropathien intestinale maligne Lymphome vorkommen; Neubildungen, die beim Morbus Duhring nur vereinzelt beschrieben wurden (GJONE und NORDÖY, 1970; ANDERSSON et al., 1971; GEBBERS et al., 1977).

Auf die möglichen Gefahren bei der Behandlung der Dermatitis herpetiformis mit aromatischen amino- und nitrosehaltigen Medikamenten wies MÅNSSON (1971) hin: Sie könnten auf Grund ihrer Affinität zur DNS kanzerogene Eigenschaften besitzen.

Pathologische Anatomie

Das *makroskopische Bild* der Dermatitis herpetiformis besteht aus sehr polymorphen Veränderungen. Ekzematöse, erythematöse, urtikarielle oder pruriginöse Erscheinungen können sowohl vor, gleichzeitig oder erst nach der Blaseneruption beobachtet werden. Die Blasen sind von unterschiedlicher Größe, in der Regel

Tabelle 13. *Lokalisation der Hautveränderungen bei der Dermatitis herpetiformis*
(13 ausgewertete Fälle)

Lokalisation der Hautveränderungen	Anzahl
Stamm	6
Arme	6
Beine	6
Generalisiert	3
Gesicht	1
Nacken	1
Rücken	1

erreichen sie einen Durchmesser von nur wenigen Millimetern, es können aber auch wesentlich größere entstehen. Im allgemeinen sind diese Veränderungen gruppiert (herpetiform) angeordnet (Abb. 9). Die Bläschen, Blasen, Quaddeln oder Knötchen sind prall gespannt und erheben sich auf einem urtikariell-erythematösen Grund. Ihr Sekret ist klar bis leicht trüb. Nach Einreißen der Blasendecken bilden sich Erosionen, die von hämorrhagischen Krusten bedeckt werden. Im Zuge der Abheilung kann es zu De- oder Hyperpigmentierungen kommen. Narbenbildungen treten häufiger auf. Auf Grund des schubartigen Verlaufs kommen Blasen, Erytheme, Quaddeln, verkrustete und hämorrhagische Effloreszenzen, pigmentierte Bezirke und Narben gleichzeitig vor (BOGROW, 1909; TAPPEINER und PFLEGER, 1962; OBERSTE-LEHN, 1970).

Histologisch läßt sich bei der Dermatitis herpetiformis ebenso wie beim Pemphigoid — aber im Gegensatz zum Pemphigus vulgaris — eine primär subepitheliale Lokalisation der Blasen erkennen. Die Veränderungen beginnen in Form eines oft starken Ödems und dichter zelliger Infiltrationen im Korium, wobei vor allem eosinophile und polymorphkernige Leukozyten, lymphoide und histiozytäre Zellen zu beobachten sind. Neben diesen zellulären Elementen lassen sich auch abgelöste Epithelzellen mit noch erhaltenen Interzellularbrücken als Blaseninhalt feststellen. Auf Grund einer basalen Epithelregeneration können

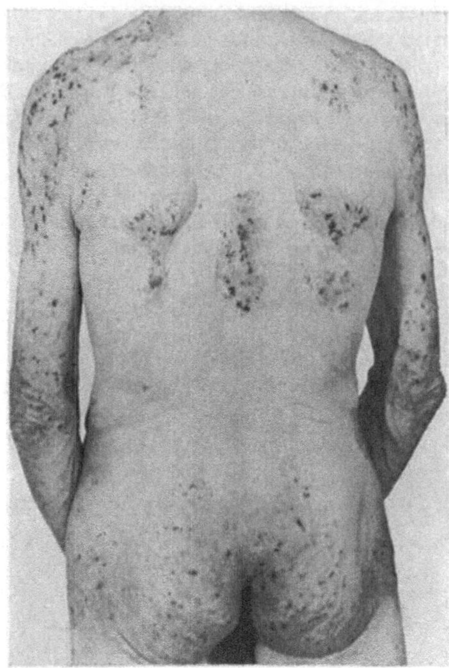

Abb. 9. Dermatitis herpetiformis Duhring mit symmetrisch verteilten Effloreszenzen.

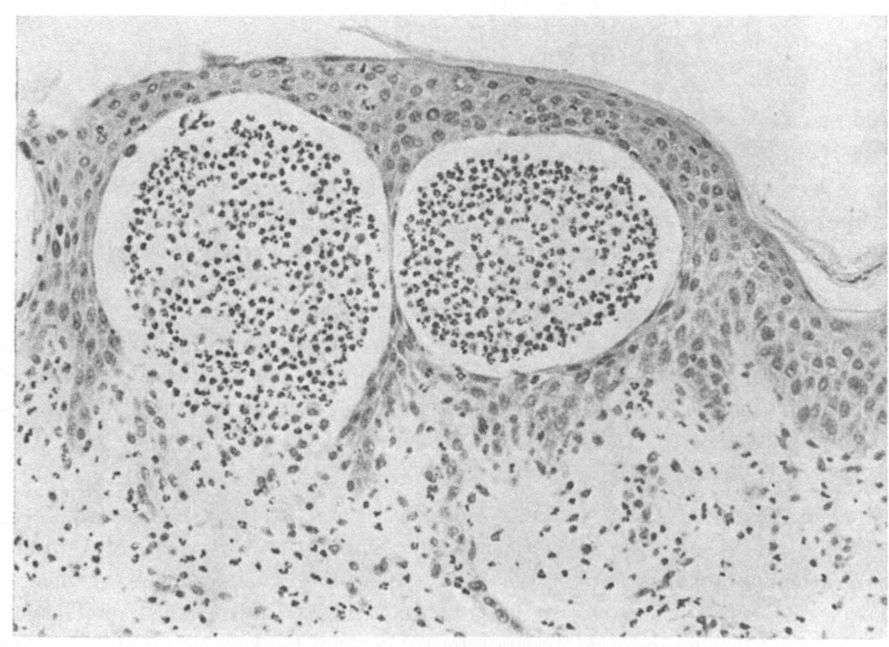

Abb. 10. Dermatitis herpetiformis mit subepidermalen Blasen, die segmentkernige Leukozyten einschließen. Durch Epidermisregeneration (rechte Blase im Bild) wird eine intraepidermale Lokalisation vorgetäuscht. HE-Fbg., 150fache Vergrößerung.

ältere Blasen eine intraepitheliale Lokalisation vortäuschen (Abb. 10). Die Blasendecke ist durch Eintrocknung verschmälert und durch die differente Färbung vom
regenerierten Epithel leicht zu unterscheiden. Unter diesem regenerierten Epithel
kann es zur Ausbildung neuer Blasen kommen. Im peribullösen Bereich erkennt
man leukozytäre Mikroabszesse. Die Endothel- und Adventitiazellen der Gefäße
sind proliferativ verändert. Elektronenmikroskopische Untersuchungen des
Bindegewebes haben Veränderungen der kollagenen Fasern und Fibrillen gezeigt
(RIMBAUD und GUIBERT, 1956; TAPPEINER und PFLEGER, 1962; LEVER, 1963;
OBERSTE-LEHN, 1970).

Klinisches Bild

Das durchschnittliche Alter von 45 Patienten mit einer paraneoplastischen
Dermatitis herpetiformis lag bei 59 Jahren, dabei wurden Schwankungen von 20
bis 81 Jahren festgestellt (SCHMEISSER, 1962; SKOG, 1964). Männer waren
häufiger als Frauen erkrankt (25 ♂ : 13 ♀).

Bei 12 Patienten lag eine lympho- oder myeloproliferative Erkrankung vor,
bei 31 Fällen wurde eine viscerale Neubildung festgestellt. Bei einem Patienten
lagen Metastasen eines unbekannten Primärtumors vor und bei einem weiteren
traten gleichzeitig eine lymphatische Leukämie und ein Prostatakarzinom auf
(Tab. 14).

Wechselbeziehungen zwischen der Neoplasie und der Paraneoplasie wurden
von mehreren Autoren nachgewiesen. So konnte BOGROW (1909) bei einer 20-

Tabelle 14. *Lokalisation der Tumoren bei der Dermatitis herpetiformis*
(45 ausgewertete Fälle)

Lokalisation der Tumoren	Anzahl
1. Organtumoren	
Lunge	6
Rektum	4
Uterus	4
Magen	3
Prostata	2
Ovar	2
Niere	1
Leber	1
Vagina	1
Mamma	1
Pankreas	1
„Cavum"	1
Schilddrüse	1
Dünndarm	1
Kolon	1
Metastasen eines unbekannten Tumors	1
2. Doppeltumoren	
Ösophagus + Uterus	1
Leukämie + Prostata	1
3. Maligne Lymphome	
Leukämien	9
Morbus Hodgkin	3

jährigen Frau mit einem Uteruskarzinom eine Rückbildung der Hautveränderungen nach der operativen Entfernung des Tumors feststellen. Ein Geschwulstrezidiv wurde aber nicht von einer erneuten Blasenbildung begleitet. TOBIAS (1951) fand keine Veränderungen der Dermatitis herpetiformis während der konservativen Therapie eines Karzinoms. Erst nach der Exstirpation der Neubildung stellte sich ein Rückgang der Hautveränderungen ein. Auch SKOG (1971) stellte eine Besserung der Dermatose nach der Entfernung des Tumors fest.

4.2. Bullöses Pemphigoid

Begriffsbestimmung

Die bullöse Dermatose „Pemphigoid" ist auch unter den Bezeichnungen Pemphigus chronicus vulgaris benignus (LEVER, 1953), Dermatitis herpetiformis senilis (ROOK und WADDINGTON, 1953), Parapemphigus (PRAKKEN und WOERDEMAN, 1955) und monomorphe bullöse Form des Morbus Duhring (DEGOS) bekannt.

TAPPEINER und PFLEGER (1962) wiesen darauf hin, daß diese Hauterkrankung sich klinisch nicht von der Dermatitis herpetiformis Duhring oder vom Pemphigus vulgaris unterscheiden läßt, da Übergänge vorgetäuscht werden können. Eine Abgrenzung dieser Dermatose ist nur durch eine histologische Untersuchung durchzuführen. So sind subepitheliale Blasen ohne Zeichen einer Akantholyse charakteristisch für das Pemphigoid oder für die Dermatitis herpetiformis Duhring, während beim Pemphigus intraepidermale Spalt- und Blasenbildungen mit akantholytischen Zellen ohne primäre entzündliche Veränderung im Korium vorkommen. Typisch für das Pemphigoid ist vor allem das relativ hohe Alter der Patienten, die in der Regel über 60 Jahre alt sind (ROOK und WADDINGTON, 1953; LEVER, 1963; BUREAU u. Mitarb., 1971).

Pathogenese

Formalpathogenetisch sollen beim Pemphigoid Autoimmun-Prozesse von Bedeutung sein. Sowohl Erkrankte mit als auch ohne Tumoren können Antikörper gegen die Basalmembranzone der Epidermis aufweisen (JORDON u. Mitarb., 1967; CHORZELSKI u. Mitarb., 1968; BEUTNER u. Mitarb., 1968; THIVOLET et al., 1969; THIVOLET et al., 1971). Durch die Komplementbindungsreaktion und immunfluoreszenz-optische Methoden lassen sich Antikörper im Serum und an der Basalmembran der Epidermis feststellen. Diese Reaktionen müssen allerdings nicht immer positiv ausfallen. So konnten CHORZELSKI und Mitarbeiter (1968) bei 11 von 15 Fällen mit aktivem Pemphigoid zirkulierende, gegen die Basalmembran der Epidermis gerichtete, Antikörper mit einem Titer von 1:20 bis 1280 beobachten. THIVOLET et al. (1971) erzielten ebenfalls ein positives Ergebnis bei 19 der 21 untersuchten Fälle (Titer von 1:50 bis 12800). CHORZELSKI et al. (1968) vermuteten, daß das Fehlen der Antikörper möglicherweise darauf hinweist, daß das Krankheitsbild „Pemphigoid" keine fest umschriebene Dermatose darstellt. Nach JORDON et al. (1967) könnten zu Beginn der Erkrankung alle Antikörper durch ein entsprechendes Antigen noch gebunden sein. Sowohl CHORZELSKI et al. (1968) als auch THIVOLET und Mitarbeiter (1971) weisen auf einen besonders hohen Titer bei dieser paraneoplastischen Dermatose hin.

Die Antikörper werden als spezifisch für das Pemphigoid gedeutet. Bei anderen bullösen Hauterkrankungen konnten sie bis jetzt nicht festgestellt werden (CHORZELSKI et al., 1968; THIVOLET et al., 1969, 1971). Beim Pemphigus werden auch Antikörper beobachtet, die aber gegen das Stratum germinativum der Epidermis gerichtet sind. Eine Reaktion auf diese Antikörper ist bei Pemphigoid-Fällen immer negativ. THIVOLET et al. (1971) beschrieben einen weiteren Antikörper beim Pemphigoid: Einen antinukleären Antikörper, der bei 15 von 21 Patienten festgestellt wurde, die aber sonst keine Zeichen eines Lupus erythematodes boten.

Die Frage, wie es zur Bildung der Antikörper kommt, ist noch offen. Es wird diskutiert, ob sie Ausdruck einer sekundären Autoimmunreaktion auf primär nicht immunologisch bedingte Veränderungen der Basalmembran sei oder die unmittelbare Ursache der Pemphigoid-Veränderungen (JORDON et al., 1967; THIVOLET et al., 1969). Möglicherweise spielen toxische oder allergische Mechanismen — vielleicht durch Tumorzellen ausgelöst — eine Rolle (SKOG, 1971).

Pathologische Anatomie

Beim Pemphigoid entwickeln sich die bullösen Veränderungen sowohl in einer normalen als auch im Bereich einer erythematösen Haut. Die erythematösen Flächen sind häufiger ödematös aufgelockert und können einen serpiginösen Umriß haben mit einem infiltrierten Rand und einem abgeblaßten Zentrum. Diese flächenhaften Veränderungen entsprechen dem Erythema exsudativum multiforme. Die Blasen können recht groß werden und einen Durchmesser von 2 bis

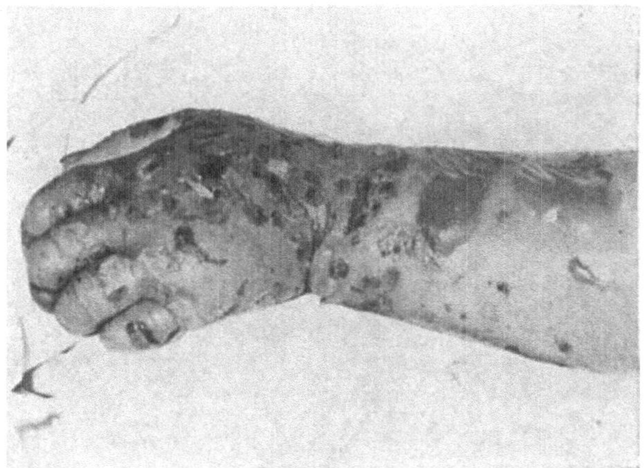

Abb. 11. Bullöses Pemphigoid mit unterschiedlich großen, zum Teil gruppiert stehenden Blasen.

3 cm erreichen (Abb. 11). Diese zum Teil gruppierten Blasen, wie bei einer Dermatitis herpetiformis Duhring, sind mit einer klaren oder sanguinolenten Flüssigkeit prall gefüllt. Die nach Abtragen oder Einreißen der Blasendecke zurückbleibenden Epitheldefekte heilen im allgemeinen schnell ab. Daher beherrschen die Blasen das klinische Bild, während Erosionen seltener in ausgedehnter Form erscheinen. Eine Beteiligung der Mundschleimhaut, des Rachen- und Kehlkopfraumes, der Bindehaut, der Vulva und der Afterschleimhaut kann vorkommen (Tab. 15).

Tabelle 15. *Lokalisation der Hautveränderungen beim Pemphigoid*
(11 ausgewertete Fälle)

Lokalisation der Hautveränderungen	Anzahl
Beine	9
Arme	8
Stamm	5
Mundschleimhaut	3
Rücken	3
Gesicht	2
Schulter	1
Abdomen	1
Leiste	1

Histologisch lassen sich zu Beginn der Erkrankung zahlreiche subepidermal gelegene Mikrovakuolen finden. Durch Zusammenfließen dieser Mikrovakuolen kommt es zur Ausbildung von Vakuolen und schließlich von subepidermalen Blasen. Die dabei zu beobachtende subepidermale Epithelabhebung ist wesentlich umfangreicher als bei der Dermatitis herpetiformis Duhring (Abb. 12). Die Hautanhangsgebilde können von der Epidermis abreißen und im Korium haften bleiben. Schon nach 2 Tagen ist am Blasenboden eine Regeneration des Epithels festzustellen, so daß sich eine subepidermal gelegene Blase schließlich in eine intraepidermale umwandeln kann.

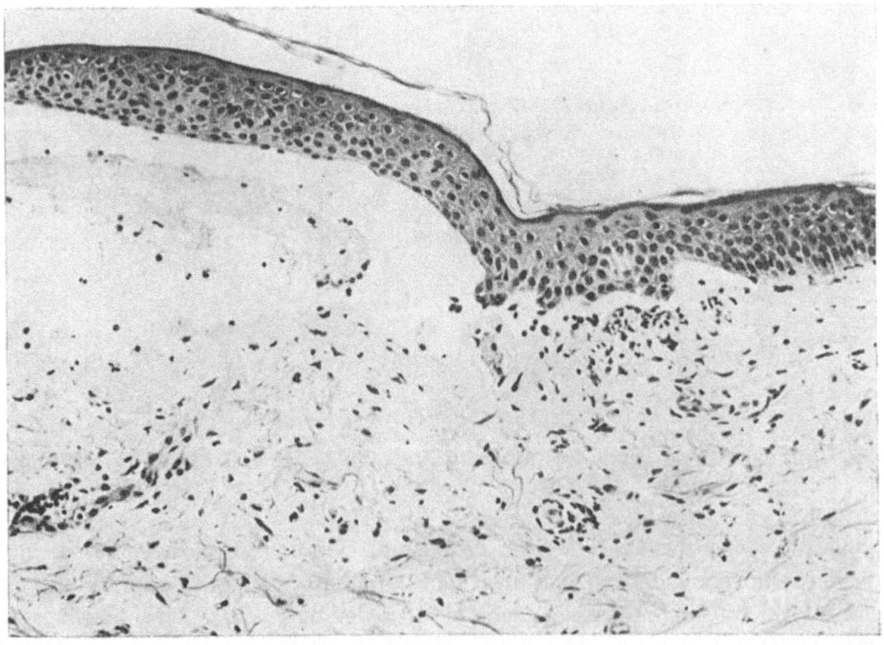

Abb. 12. Bullöses Pemphigoid. Seitlicher Anteil einer subepidermalen Blase. In der Lichtung ein zartes, fibrinöses Exsudat, im Korium vereinzelte Entzündungszellen. HE-Fbg., 120fache Vergrößerung.

Der Blaseninhalt besteht aus einem Fibrinnetz, nekrotischen Epidermiszellen und aus eosinophilen sowie neutrophilen Granulozyten und Lymphozyten. Innerhalb der Papillen kommt es gelegentlich zur Ansammlung von neutrophilen und eosinophilen Granulozyten, wie bei der Dermatitis herpetiformis Duhring. Peribullöse leukozytäre Mikroabszesse treten jedoch nicht auf. Durch die indirekte Immunfluoreszenzreaktion lassen sich häufig gegen die subepidermale Basalzone gerichtete Antikörper nachweisen (ROOK und WADDINGTON, 1953; THIVOLET et al., 1969; OBERSTE-LEHN, 1970; PIERARD et al., 1971).

Klinisches Bild

Das Durchschnittsalter der Patienten mit einem paraneoplastischen Pemphigoid lag bei den publizierten Fällen bei 60 Jahren. Die jüngste Patientin, eine Frau mit einem Zervix- und mit einem Bronchialkarzinom war 38 Jahre, die älteste 81 Jahre mit einem Rektum- und Basalzellenkarzinom (PARSONS und SAVIN, 1968). Frauen waren häufiger befallen als Männer und zwar im Verhältnis von fast 2:1.

Die Tumoren, die bei 37 veröffentlichten Fällen von paraneoplastischem Pemphigoid begleitet wurden, sind in der Tab. 16 aufgeführt. Dabei handelt es sich vorwiegend um viszerale Organtumoren. Die zeitlichen Angaben über das

Tabelle 16. *Lokalisation der Tumoren beim Pemphigoid*
(37 ausgewertete Fälle)

Lokalisation der Tumoren	Anzahl
1. Organtumoren	
Lunge	8
Mamma	5
Uterus	4
Rektum	3
„viszerales Organ"	3
Gallenblase	2
Hautmelanom	2
Harnblase	1
Ovar	1
Prostata	1
ohne Angabe	1
Pankreas	1
Nasennebenhöhle	1
Magen	1
2. Doppeltumor	
Portio uteri + Lunge	1
3. Maligne Lymphome	
Leukämie	1
Lymphosarkom	1

Auftreten der Dermatose und des Tumors wurden bei 21 Fällen erwähnt. Danach wurden bullöse Hautveränderungen bei 15 Patienten vor (im Durchschnitt 11 Monate), bei 1 Patienten gleichzeitig und bei weiteren 5 Patienten im Durchschnitt erst 6 Monate nach der Neoplasie festgestellt.

4.3. Pemphigus vulgaris

Der Pemphigus vulgaris ist in Zusammenhang mit malignen Tumoren beschrieben worden. KRAIN und BIERMAN (1974) konnten bei 12% der Patienten mit dieser Dermatose einen malignen Tumor feststellen (insgesamt 5 Fälle). Ferner konnten sie weitere 19 einschlägige Fälle aus der Literatur zusammenstellen und auswerten. Bei den nachgewiesenen Tumoren handelte es sich um 7 gut- und bösartige Thymome, sowie um Karzinome in Magen, Mamma, Ovar, Endometrium, Harnblase, Ösophagus, Bronchus und ein Chorionkarzinom. Als maligne mesenchymale Geschwülste wurden 2 Kaposi-Sarkome und 4 maligne Lymphome beschrieben. Bei 8 Fällen wurde die Dermatose nach, bei weiteren 7 Fällen bereits vor dem Tumor diagnostiziert. Der formalpathogenetische Zusammenhang zwischen Dermatose und Tumor ist nicht geklärt: Möglicherweise spielt die Therapie des Pemphigus vulgaris (Immunsupressiva) eine Rolle bei der Entstehung der Geschwülste.

Histologisch weist der Pemphigus vulgaris ein recht charakteristisches Bild auf. Man erkennt eine größere, intraepidermal lokalisierte Blase. Sie entsteht durch Akantholyse und enthält ein zartes, fibrinöses Exsudat, das vereinzelte Entzündungsstellen sowie isolierte oder in Gruppen liegende Stachelzellen (sog. Tzanck-Zellen) einschließt (Abb. 13). Der Boden der Hautblase besteht aus einer schmalen Basal- und Stachelzellenschicht. Das darunterliegende Stroma zeigt vereinzelte aus eosinophilen Granulozyten und Plasmazellen bestehende entzündliche Infiltrate.

Lichen planus pemphigoides: Die Herde dieser Dermatose zeichnen sich durch die unterschiedliche Lokalisation und Morphologie aus (ARNDT, 1971). Vesikulöse

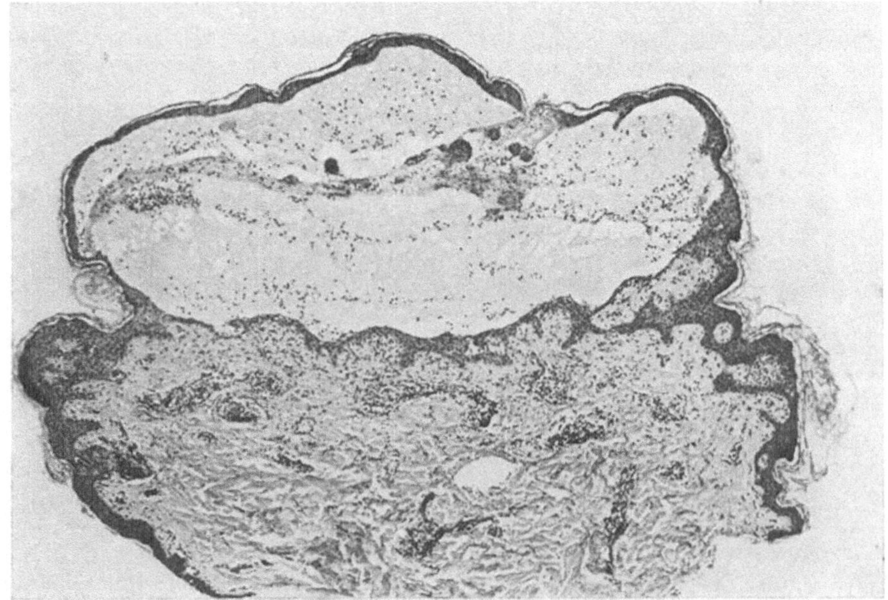

Abb. 13. Pemphigus vulgaris: Große, an der Oberfläche sich vorwölbende intraepidermale Blase. Die Lichtung prall mit Flüssigkeit angefüllt. Vereinzelte abgeschilferte Stachelzellen (Tzanck-Zellen). HE-Fbg., 30fache Vergrößerung.

und bullöse Formen sind besonders selten, wenn nicht gleichzeitig die für den Lichen ruber typischen Effloreszenzen vorliegen. Auf Grund der Ähnlichkeit mit dem Pemphigus vulgaris wird diese Dermatose als *Lichen planus pemphigoides* bezeichnet. Bei 7 publizierten Fällen wurde das Hautleiden von einem Tumor begleitet, und zwar von Lympho-, Retikulo-, Fibrosarkomen, einem Kraniopharyngeom, Sympathikoblastom und von einem chromophoben Hypophysenadenom. Bei 3 Fällen traten die Hautveränderungen vor der Geschwulst auf, bei den restlichen 4 Fällen erst nach der Neubildung (MAGNUSSON, 1967; MIDANA und ZINA, 1970; FEUERMANN und SANDBANK, 1971). Der formalpathogenetische Zusammenhang zwischen Dermatose und Tumor ist unbekannt.

Literatur

ABADIR, R.: Pemphigoid, bronchial neoplasm and radiotherapy. Proc. Roy. Soc. Med. **60**, 1271—1272 (1967).

ALEXANDER, J. O. D.: Dermatitis herpetiformis. In: Major problems in dermatology, Vol. 4. London—Philadelphia—Toronto: Saunders. 1975.

ANDERSSON, H., DOTEVALL, G., MOBACKEN, H.: Malignant mesenteric lymphoma in a patient with dermatitis herpetiformis, hypochlorhydria, and small bowel abnormalities. Scand. J. Gastroent. **6**, 397—399 (1971).

ARNDT, K. A.: Lichen planus. In: Dermatology in general medicine (FITZPATRICK, T. B., et al., Hrsg.). New York: McGraw-Hill. 1971.

BAIRD, P. C.: Case 22052-Presentation of a case. New Engl. J. Med. **214**, 211—214 (1936).

BARLOW, A. J. E.: Pemphigoid. Proc. Roy. Soc. Med. **60**, 1272 (1967).

BEUTNER, E. H., CHORZELSKI, T. P., HALE, W. L., et al.: Autoimmunity in concurrent myasthenia gravis and pemphigus erythematosus. J. amer. med. Ass. **203**, 845—849 (1968).

BEUTNER, E. H., JORDON, R. E., CHORZELSKI, T. P: The immunopathology of pemphigus and bullous pemphigoid. J. Invest. Derm. **51**, 63—80 (1968).

BOGROW, S. L.: Zur Kasuistik der Dermatitis herpetiformis Duhring. Arch. Derm. Syph. (Berl.) **98**, 327—334 (1909).

BOHNSTEDT, R. M., EHLERS, G.: Zur Pathogenese der Dermatitis herpetiformis Duhring. Hautarzt **16**, 66—70 (1965).

BORDA, J. M., ALBANESE, A.: Eventuelle Verknüpfung von Dermatitis Duhring und Neoplasie. Ref. in: Zbl. Haut- u. Geschl.-Kr. **92**, 90 (1955).

BOYD, R. V.: Pemphigoid and carcinoma of the pancreas. Brit. Med. J. **1**, 1092 (1964).

BUREAU, Y., BARRIÈRE H., LITOUX, P., BUREAU, B., WELIN, J.: La forme pemphigoide de la maladie de Duhring-Brocq. Forme clinique ou affection autonome? Bull. Soc. franc. Derm. Syph. **78**, 319—328 (1971).

CARLI, G.: Betrachtungen über einen mit Cortison erfolgreich behandelten Fall von Dermatitis herpetiformis Duhring. Ref. in: Zbl. Haut- u. Geschl.-Kr. **89**, 186 (1954).

CASSAVETIS, S.: Un cas de leucémides simulant la maladie de Duhring. Ref. in: Zbl. Haut- u. Geschl.-Kr. **35**, 382 (1931).

CHADFIELD, H. W., KANAGASUNDARAM, C. R.: Carcinoma in benign mucous membrane pemphigoid (ocular pemphigus). Brit. J. Derm. **74**, 458—461 (1962).

CHORZELSKI, T., JABLONSKA, S., BLASZCZYK, M., JARZABEK, M.: Autoantibodies in pemphigoid. Dermatologica **136**, 324—334 (1968).

CORICCIATI, L.: Dermatitis herpetiformis Duhring und chronische lymphatische Leukämie. Ref. in: Zbl. Haut- u. Geschl.-Kr. **108**, 79 (1960/61).

DEGOS, R., TOURAINE, R., LECLERCQ, A.: Maladie de Duhring et epithelioma vulvaire. Bull. Soc. franc. Derm. Syph. **68**, 863—865 (1961).

DUPERRAT, B.: Duhring: Révélation d'un épi bronchique. Bull. Soc. franc. Derm. Syph. **65**, 542 (1958).

EBNER, H., SPÄNGLER, E.: Untersuchungen über die Beziehungen von bullösem Pemphigoid und malignen Allgemeinerkrankungen. Wien. klin. Wschr. **86**, 449—452 (1974).

ELLIOT, J. A.: Bullous dermatoses of toxic origin. Report of a case involving an association with choriocarcinoma. Arch. Derm. **37**, 219—233 (1938).

EVEN-PAZ, Z., SAGHER, F.: High leucocytosis (leukemoid reactions?) in dermatitis herpetiformis. Brit. J. Derm. **71**, 325—334 (1959).

FAHEY, J. L.: Cancer in the immunosuppressed patient. Ann. intern. Med. **75**, 310—312 (1971).

FEUERMAN, E. J., SANDBANK, M.: Lichen planus pemphigoides with extensive melanosis. Occurrence in a patient with malignant lymphoma. Arch. Derm. (Chic.) **104**, 61—67 (1971).

FORMAN, L.: Pemphigoid occuring with carcinoma of the rectum. Proc. Roy. Soc. Med. **53**, 563 (1960).

FRANCOIS, A., CARLI-BASSET, C., GINIES, G., LEROY, J., BRUNEAU, P.: Maladie de Duhring-Brocq, Signal-symptôme d'une leucémie lymphoide chronique. Bull. Soc. franc. Derm. Syph. **78**, 60—62 (1971).

FRY, L., KEIR, P., MCMINN, R. M. H., COWAN, J. D., HOFFBRAND, A. V.: Small intestinal structure and function and haematological changes in dermatitis herpetiformis. Lancet **II**, 729—733 (1967).

FRY, L., SEAH, P. P., HOFFBRAND, A. V.: Dermatitis herpetiformis. Clin. Gastroenterol. **3**, 145—157 (1974).

GEBBERS, J.-O., OTTO, H. F., MÜLLER-WIELAND, K.: Immunoblastisches Sarkom (,,Retikulumzellsarkom'') des Gastrointestinaltraktes bei Dermatitis herpetiformis Duhring. Dtsch. med. Wschr. **102**, 242—247 (1977).

GELDER, R. VAN: Dermatitis herpetiformis. Ref. in: Zbl. Haut- u. Gesch.-Kr. **19**, 491 (1926).

GJONE, E., NORDÖY, A.: Dermatitis herpetiformis, steatorrhoea, and malignancy. Brit. med. J. **1**, 610 (1970).

GÖSSNER, W., KORTING, G. W.: Metastasierendes Inselzellkarzinom vom A-Zelltyp bei einem Fall von Pemphigus foliaceus mit Diabetes renalis. Dtsch. med. Wschr. **85**, 434 bis 437 (1960).

GOLD, S. C.: Pemphigoid with malignant melanoma. Proc. Roy. Soc. Med. **54**, 225—226 (1961).

GRUPPER, C.: Zit. bei DEGOS, R., et al. (1961).

HARRIS, C. C.: Malignancy during methotrexate and steroid therapy for psoriasis. Arch. Derm. **103**, 501—504 (1971).

HARRIS, O. D., COOKE, W. T., THOMPSON, H., WATERHOUSE, J. A. H.: Malignancy in adult coeliac disease and idiopathic steatorrhoea. Amer. J. Med. **42**, 899 (1967).

HELLIER, F. F.: Zit. bei FORMAN, L. (1960).

HERZBERG, J. J.: Herpetiforme Erkrankungen als Ausdruck eines kutanen paraneoplastischen Syndroms. Diagnostik **8**, 728—730 (1975).

HORGAN, J. H.: Malignancy and dermatitis. Brit. Med. J. **4**, 55 (1970).

HUSZ, S., HESZLER, E., TÖRÖK, L.: Paraneoplastische Bullosis. Dermatologica **141**, 421 bis 427 (1970).

JABLONSKA, S., CHORZELSKI, T., BLASZCZYK, M.: Immunosuppressants in the treatment of pemphigus. Brit. J. Derm. **83**, 315—323 (1970).

JORDON, R. E., BEUTNER, E. H., WITEBSKY, E., BLUMENTAL, G., HALE, W. L., LEVER, W. F.: Basement zone antibodies in bullous pemphigoid. J. Amer. med. Ass. **200**, 751 bis 756 (1967).

JORDON, R. E., MULLER, S. A., HALE, W. L., BEUTNER, E. H.: Bullous pemphigoid associated with systemic lupus erythematosus. Arch. Derm. **99**, 17—25 (1969).

KÖVARY, P. M., INTORP, H. W., LONAUER, G., LOSSE, H.: Gemeinsames Vorkommen von Colitis ulcerosa, Kolon-Ca, Plasmozytom und Dermatitis herpetiformis Duhring. Therapiewoche **26**, 5668—5674 (1976).

KORTING, G. W.: Haut- und Verdauungstrakt aus der heutigen Sicht. Internist **15**, 207 bis 213 (1974).

KOUGH, R., BARNES, W. T.: Thymoma associated with erythroid aplasia, bullous skin eruption and the lupus erythematosus cell phenomenon — Report of a case. Ann. intern. Med. **61**, 308—315 (1964).

KRAIN, L. S., LANDAU, J., NEWCOMER, V. D.: Cyclophosphamide in the treatment of pemphigus vulgaris and bullous pemphigoid. Arch. Derm. **106**, 657—661 (1972).

KRAIN, L. S., BIERMAN, S. M.: Pemphigus vulgaris and internal malignancy. Cancer **33**, 1091—1099 (1974).

LE COULANT, P., TEXIER, L., TAMISIER, J. M., LEBAHAR, R.: A propos de 50 observations de maladie de Duhring-Brocq á grosses bulles. Etude statistique. Essai de prognostic sur la pemphigoide. Bull. Soc. franc. Derm. Syph. **78**, 396—398 (1971).

LEVER, W. F.: Pemphigus. Medicine (Baltimore) **32**, 1—123 (1953).

LEVER, W. F.: Dermatitis herpetiformis. Herpes gestationis. Subcorneale pustolöse Dermatose. In: Handbuch der Haut- und Geschlechtskrankheiten (JADASSOHN, J., Hrsg.), Erg.-Werk, Bd. 2/2, S. 701—720. Berlin—Göttingen—Heidelberg: Springer. 1963.

LEVER, W. F., Pemphigoid. In: Handbuch der Haut- und Geschlechtskrankheiten (JADASSOHN, J., Hrsg.), Erg.-Werk, Bd. 2/2, S. 661—683. Berlin—Göttingen—Heidelberg: Springer. 1963.

LEVER, W. F.: Pemphigus and pemphigoid. Springfield, Ill.: Ch. C Thomas. 1965.

LIM, C. C., MAC DONALD, R. H., ROOK, A. J.: Pemphigoid eruptions in the elderly. Trans. St. John's Hosp. derm. Soc. **54**, 148—151 (1968).

LOWNEY, E. D.: Antimitotic drugs and aggressive squamous cell tumours. Arch. Derm. **105**, 924 (1972).

LUCAS: Dermatitis herpetiformis (4 Fälle). Derm. Wschr. **124**, 1107 (1951).

MAGNUSSON, B.: Lichen ruber bullosus and tumours in internal organs. Dermatologica **134**, 166—172 (1967).

MÅNSSON, T.: Malignant disease in dermatitis herpetiformis. Acta derm.-venereol. (Stockh.) **51**, 379—382 (1971).

MARKS, J., SHUSTER, S., WATSON, A. J.: Small bowel changes in dermatitis herpetiformis. Lancet **II**, 1280—1282 (1966).

MARKS, J., SHUSTER, S.: Intestinal malabsorption and the skin. Gut **12**, 938—947 (1971).

MIDANA, A., ZINA, G.: Lichen ruber pemphigoides: manifestation para-néoplasique? Dermatologica (Basel) **140**, 36—44 (1970).

MULLER, S. A., HERRMANN, E. D., WINKELMANN, R. K.: Herpes simplex infections in hematologic malignancies. Am. J. Med. **52**, 102—114 (1972).

OBERSTE-LEHN, H.: Bullöse Dermatosen. In: Haut- und Geschlechtskrankheiten (BODE, H. G., KORTING, G. W., Hrsg.), Bd. 1, S. 400—425. Stuttgart: G. Fischer. 1970.

OPFER, H.: Ein Fall von chronisch-aleukämischer Myelose mit Hauterscheinungen einer Dermatitis herpetiformis Duhring. Derm. Wschr. **101**, 1479—1485 (1935).

PARSONS, R. L., SAVIN, J. A.: Pemphigoid and malignancy. Brit. J. Cancer **22**, 669—672 (1968).

PECK, S. M., OSSERMAN, K. E., WEINER, L. B., et al.: Studies in bullous diseases — Immunfluorescent serologic test. New Engl. J. Med. **279**, 951—958 (1968).

PELLERAT, J., COLOMB, D.: Maladie de Duhring-Brocq. Signal-symptôme d'une leucémie lymphoide. Bull. Soc. franc. Derm. Syph. **58**, 170 (1951).

PIÉRARD, J., KINT, A., GEERTS, M.-L.: La forme pemphigoide de la maladie de Duhring. Bull. Soc. franc. Derm. Syph. **78**, 329—368 (1971).

PISANTY, S., GARFUNKEL, A.: Kaposi's sarcoma. J. Oral Med. **25**, 89—92 (1970).

PRAKKEN, J. R., WOERDEMAN, M. I.: Para-Pemphigus. Brit. J. Derm. Syph. **67**, 92—97 (1955).

REMY, W., BOCKENDAHL, H., STÜTTGEN, G.: Exazerbation des bullösen Pemphigoids durch Behandlung mit energiereichen Strahlen (Radiokobalt- und Betatron-Bestrahlung). Z. Hautkr. **50**, 425—428 (1975).

RIMBAUD, P., GUIBERT, H. L.: La dermatite de Duhring-Brocq. Ann. Derm. Syph. **83**, 241—246 (1956).

RIVIERE, P., JOULIA, FRUCHARD, REGNIER: Maladie de Duhring et chorio-epithéliome post molaire. Bull. Soc. franc. Derm. Syph. **63**, 201—202 (1956).

ROOK, A., WADDINGTON, E.: Pemphigus and pemphigoid. Brit. J. Derm. **65**, 425—431 (1953).

ROOK, A. J.: A pemphigoid eruption associated with carcinoma of the bronchus. Trans. St. John's Hosp. derm. Soc. (Lond.) 54, 152—155 (1968).

ROSENMANN, E.: Kaposi's disease in a patient with pemphigus vulgaris. Is. J. Med. Sci. 2, 269—274 (1966).

RUPPIN, H., WEIDNER, F., DOMSCHKE, S., CLASSEN, M., HORNSTEIN, P. O.: Dermatitis herpetiformis and small intestinal lesions — no strict association in german patients. Acta hepatogastroent. (Stuttg.) 22, 105—111 (1975).

RYAN, J. G.: Pemphigus — A 20-year survey of experience with 70 cases. Arch. Derm. 104, 14—20 (1971).

SAIKIA, N. K., MacCONNELL, L. E. S.: Senear-Usher syndrome and internal malignancy. Brit. J. Derm. 87, 1—5 (1972).

SAMS, W. M.: Bullous pemphigoid. Is it an immunologic disease? Arch. Derm. 102, 485—497 (1970).

SCHMEISSER: Dermatitis herpetiformis bei metastasierendem Pyloruskarzinom. Derm. Wschr. 146, 385 (1962).

SCHULTZE-FRENZEL, U.: Die Dermatitis herpetiformis (Duhring) als morphologisches Syndrom. Derm. Wschr. 132, 1105—1116 (1955).

SHECKLAKOV, N. D.: Simultaneous pemphigus vulgaris and cancerous tumours of the oesophagus. Zit. bei KRAIN, L. S., BIERMAN, S. M. (1974).

SHKLAR, G.: Cortisone and hamster buccal pouch carcinogenesis. Cancer Res. 26, 2461 bis 2463 (1966).

SHUSTER, S., WATSON, A. J., MARKS, J.: Coeliac syndrome in dermatitis herpetiformis. Lancet I, 1101 (1969).

SHUSTER, S., MARKS, J.: Dermatogenic enteropathy. Lancet I, 1367—1368 (1965).

SKOG, E.: Cutaneous manifestations associated with internal malignant tumours with particular reference to vesicular and bullous lesions. Acta dermato-venereol. (Stockh.) 44, 114—117 (1964).

SKOG, E.: Bläschen- und blasenbildende Dermatosen als paraneoplastische Syndrome. In: Cutane paraneoplastische Syndrome (HERZBERG, J. J., Hrsg.). Stuttgart: G. Fischer. 1971.

STILLMAN, M. A., BAER, R. I.: Pemphigus and thymoma. Acta dermato-venereol. (Stockh.) 52, 393—397 (1972).

STONE, S. P., SCHROETER, A. L.: Bullous pemphigoid and associated malignant neoplasms. Arch. Derm. 111, 991—994 (1975).

TAPPEINER, J., PFLEGER, L.: Ist der histologische Befund für die Pemphigusdiagnose entscheidend? Hautarzt 13, 198—206 (1962).

THIVOLET, J., BEYVIN, A.-J., PERROT, H., ANDRE: Auto-immunité au cours de la maladie de Duhring-Brocq. Bull. Soc. franc. Derm. Syph. 76, 463—467 (1969).

THIVOLET, J., BEYVIN, A.-J., PERROT, H.: Maladie de Duhring-Brocq bulleuse paraneoplasique avec autoanticorps antimembrane basale et antinucleaires. In: Cutane paraneoplastische Syndrome (HERZBERG, J., Hrsg.), S. 39—42. Stuttgart: G. Fischer. 1971.

THIVOLET, J., BEYVIN, A.-J.: Immunologie de la forme pemphigoide de la maladie de Duhring-Brocq. Bull. Soc. franc. Derm. 78, 369—390 (1971).

TOBIAS, N.: Dermatitis herpetiformis associated with visceral malignancy. Urol. Cutan. Rev. 55, 352 (1951).

TRAUB, E. F.: Dermatitis herpetiformis; cancer of the pancreas. Arch. Derm. 38, 974 (1938).

UGAZIO, D., QUARANTA, A. F., PERVERSI, B.: Bemerkungen zu einem Fall von Dermatitis herpetiformis Duhring. Zbl. Haut- u. Gesch.-Kr. 78, 254 (1952).

USLAND, O.: Hautausschlag als prämonitorisches Symptom bei Magenkrebs. Zbl. Haut- u. Gesch.-Kr. 24, 369 (1927).

WATRIN, J., JEANDIDIER, P.: Sur douze cas de maladie de Duhring. Ann. Derm. Syph. (Paris) 78, 551—565 (1951).

WILSON, H.: Zit. bei FORMAN, L. (1960).

5. Akrodermatitis chronica atrophicans

Begriffsbestimmung

Das Krankheitsbild, dessen Namen auf HERXHEIMER und HARTMANN (1902) zurückgeht, wurde erstmalig von BUCHWALD (1883) als „diffuse idiopathische Hautatrophie" beschrieben. Diese rein deskriptive Bezeichnung kennzeichnet das Hautleiden, das gelegentlich von lymphoretikulären Neubildungen sowie von epithelialen Geschwülsten begleitet wird. Da die Neubildungen bevorzugt im Bereich der Akrodermatitis-Herde auftreten, ist die Deutung im Sinne einer Paraneoplasie umstritten.

Pathogenese

Die Untersuchungen von HAUSER (1955a, b) weisen auf eine infektiöse Ursache hin, die zu einer Störung in der Eiweißbildung führt. Dementsprechend interpretierten auch Goos und Mitarbeiter (1971) das Auftreten von Paraproteinen als ein Zeichen einer persistierenden Reizung des Immunsystems, die letztlich auch zur Entstehung von lymphoretikulären Geschwülsten führen könnte. In diesem Sinne wurde auch das Auftreten einer Lymphadenosis cutis benigna im Bereich der Akrodermatitis gedeutet. Für eine mögliche infektiöse Urache spricht auch die Beobachtung, daß sich die Hautveränderungen unter einer Penicillin-Therapie bessern oder zurückbilden können (HAUSER, 1955a, b). Letztlich sei auch noch die Ansicht erwähnt, daß möglicherweise die Infektion durch einen Zeckenbiß übertragen wird. Dabei sollen als Erreger Viren oder Treponemen in Frage kommen (GÖTZ und NASEMANN, 1956).

Pathologische Anatomie

Bei der Akrodermatitis chronica atrophicans handelt es sich um scharf begrenzte, erythematöse Hautschwellungen, die das „entzündlich-ödematöse Stadium" darstellen. Sie treten bevorzugt an den Streckseiten der Fingergrundgelenke, an Hand- und Fußrücken sowie an den Ellenbogen- und Kniegelenken auf (Abb. 14a). In einem weiteren Entwicklungsstadium kommt es zu einer Atrophie des Korium und der Epidermis. Die Haut wird dünn, haarlos und zigarettenpapierartig gefältet (Abb. 14b). Auch die Subcutis erscheint verschmälert, so daß die Venen und Sehnen gut sichtbar werden. Infolge des Elastizitätsverlustes glätten sich die angehobenen Hautfalten nur langsam. Im Bereich der atrophischen Hautareale fehlen die Anhangsgebilde, ferner kommt es zu einer fleckförmigen De- oder Hyperpigmentierung.

Histologisch sieht man im entzündlichen Stadium der Erkrankung eine Erweiterung der Blut- und Lymphgefäße besonders im oberen Korium. In der Umgebung der Gefäße und der Haarfollikel finden sich vereinzelte entzündliche Infiltrate, die aus Lymphozyten, Plasmazellen, Histiozyten und Mastzellen bestehen.

Im atrophischen Stadium sind die elastischen Fasern aufgelöst oder fragmentiert. Gleichzeitig kommt es zu einer Homogenisierung und Fibrosierung der

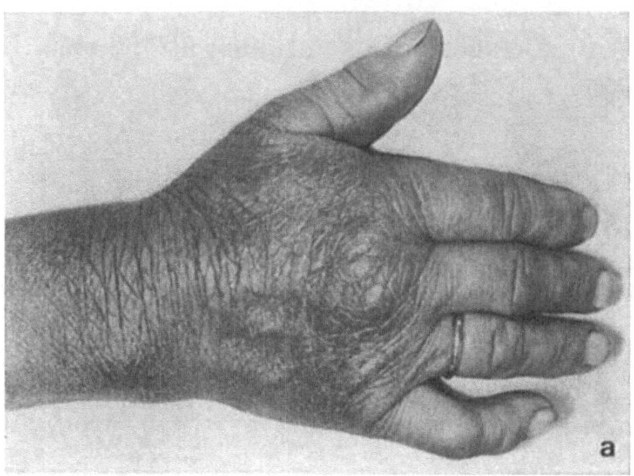

Abb. 14a. Akrodermatitis chronica atrophicans im Stadium der fortgeschrittenen Atrophie.

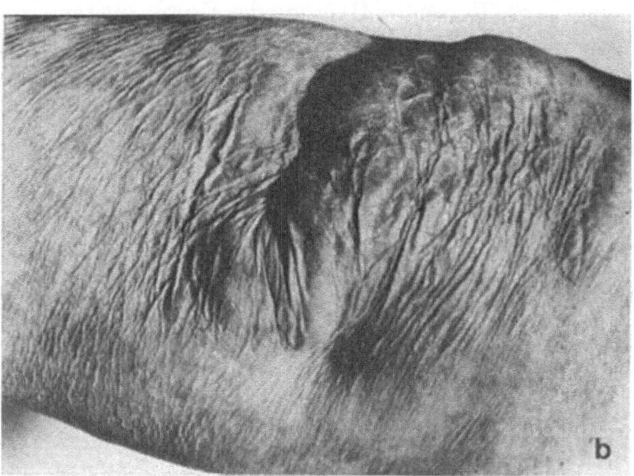

Abb. 14b. Stark gefältelte, papierdünne, haarlose Haut bei Akrodermatitis chronica
atrophicans.

kollagenen Fasern. Die Epidermis ist verschmälert. Das Stratum lucidum et
granulosum fehlt. Die Retezapfen sind abgeflacht, die Stachelzellenschicht deutlich verringert. Die Blutgefäße im Bereich der Subcutis zeigen nicht selten eine
Intimaproliferation, die zur vollständigen Obliteration der Arterien- und Venen-
lichtung führen kann.

Klinisches Bild

Die Akrodermatitis chronica atrophicans beginnt im 4. bis 5. Lebensjahrzehnt.
Dabei sind Frauen 2- bis 3mal häufiger befallen als Männer (DONNERMANN und
HEITE, 1959; KEINING und BRAUN-FALCO, 1969). Im Bereich der Akrodermatitis-
Herde können sich maligne Tumoren entwickeln. Geschwülste der inneren Organe,

die sich unabhängig von den Hautveränderungen entwickeln, sind von DEGOS (1953) beschrieben worden, allerdings fehlen genaue Angaben.

Bei den lokal entstandenen Geschwülsten handelt es sich um maligne Lymphome, die in Anlehnung an die alte Nomenklatur als Retikulosarkome oder Lymphosarkome zu bezeichnen sind. Es liegen auch vereinzelte Beobachtungen über maligne Lymphome der Haut vor, die sich außerhalb der Akrodermatitis-Herde entwickelten (GEIGER et al., 1974; Goos, 1971). Über eine chronische lymphatische Leukämie bei einem Fall von Akrodermatitis berichtete LANGER (1959). Unter den beobachteten epithelialen Neubildungen sind Basalzellen- und Stachelzellenkarzinome zu nennen, die zum Teil im Bereich der Ulcera crurum auftraten.

Über die formalpathogenetischen Zusammenhänge zwischen der Akrodermatitis und den Tumoren liegen unterschiedliche Ansichten vor, insbesondere muß man sich fragen, ob Hauterkrankung und Tumor im Sinne einer Paraneoplasie zu deuten sind. Bei den meisten publizierten Fällen liegen enge örtliche Beziehungen vor, die gegen die Begriffsbestimmung des paraneoplastischen Syndroms sprechen. Dies trifft sicher für die epithelialen Hauttumoren zu, die sich ja bekanntlich bevorzugt in einer chronisch vorgeschädigten Haut entwickeln. Schwieriger wird allerdings die Deutung der lymphoretikulären Geschwülste. Hier bleibt die Frage offen, welche Rolle die bei der Akrodermatitis häufiger vorkommenden Paraproteinämien spielen (siehe auch Goos et al., 1971; BREHM, 1963).

Literatur

ARNDT: Idiopathische Hautatrophie und verhornender Plattenzellenkrebs. Zbl. Haut- u. Geschl.-Kr. **9**, 369 (1923/24).

BRAUN-FALCO, O., PUPPIM, D.: Knotige maligne Retikulose auf Akrodermatitis chronica atrophicans. Derm. Mschr. **157**, 740—748 (1971).

BREHM, G.: Symptomatische Makro- und Kryoglobulinämie bei Akrodermatitis chronica atrophicans. Hautarzt **14**, 75—79 (1963).

BUCHWALD, A.: Ein Fall von diffuser idiopathischer Hautatrophie. Arch. Derm. Syph. (Berl.) **15**, 553—556 (1883).

DANBOLT, NIELS: Dermatitis chronica atrophicans, verbunden mit lymphoglandulärer Retikulose. Ref. in: Zbl. Haut- u. Geschl.-Kr. **62**, 118—119 (1939).

DEGOS, R.: Acrodermatitis chronique atriophiante (Erythromelie. Maladie de Pick-Herxheimer), S. 702—706. Dermatologie. Paris: Ed. Médicales Flammarion. 1953.

DONNERMANN, CH., HEITE, H.-J.: Beitrag zur Symptomatologie der Akrodermatitis chronica atrophicans (Pick-Herxheimer). Arch. klin. exp. Derm. **208**, 516—527 (1959).

DOUGHERTY, J. W.: Squamous-cell epithelioma in acrodermatitis chronica atrophicans, treated by skin grafting. Arch. Derm. (Chic.) **77**, 349 (1958).

ESTEL: Spinaliom auf der Grundlage einer Pseudosklerodermie bei Akrodermatitis atrophicans chronica Herxheimer. Derm. Wschr. **133**, 605 (1956).

GEIGER, H.-G., HAGEDORN, M., PETRES, J.: Retukulumzellsarkom bei Acrodermatitis chronica atrophicans Herxheimer (A. c. a.). Z. Hautkr. **49**, 359—365 (1974).

GOHLKE: Multiple „Lymphosarkome" bei Akrodermatitis atrophicans Herxheimer. Hautarzt **2**, 378 (1951).

Goos, M.: Acrodermatitis chronica atrophicans and malignant lymphoma. Acta derm.-venereol. (Stockh.) **51**, 457—459 (1971).

Goos, M., ROELCKE, D., SCHNYDER, U. W.: Acrodermatitis chronica atrophicans mit fibroiden Knoten und monoklonale Gammopathie. Arch. Derm. Forsch. **241**, 122—133 (1971).

GÖTZ, H., NASEMANN, Th.: Zur Frage der Virusätiologie der Acrodermatitis chronica atrophicans Herxheimer. Hautarzt **7**, 349—353 (1956).

HAUSER, W.: Zur Klinik, Ätiologie und Pathogenese der Akrodermatitis chronica atrophicans. Hautarzt **6**, 77—80 (1955a).

HAUSER, W.: Zur Kenntnis der Akrodermatitis chronica atrophicans. (Unter besonderer Berücksichtigung der Veränderungen an den hautnahen Lymphknoten, des Knochenmarks, der Serumeiweißverhältnisse sowie der Ätiologie und der Pathogenese.) Arch. Derm. Syph. (Berl.) **199**, 350—393 (1955b).

HELLE, J.: Lymphosarcoma. Acrodermatitis chronica atrophicans. Acta derm.-venereol. (Stockh.) **39**, 58 (1959).

HERZBERG, J. J.: Retikulosarkomatöse Umwandlung multipler subkutaner Lymphozytome bei Acrodermatitis chronica atrophicans. Derm. Wschr. **125**, 422—423 (1952).

HERXHEIMER, K., HARTMANN, K.: Über Acrodermatitis chronica atrophicans. Arch. Derm. Syph. (Berl.) **61**, 57—76 (1902).

HÖDL, St.: Knotige Retikulose auf Akrodermatitis chronica atrophicans. Hautarzt Suppl. **I**, 336—337 (1976).

ISAAK: Acrodermatitis chronica atrophicans und Sklerodermie, Carcinoma am Unterschenkel. Zbl. Haut- u. Geschl.-Kr. **40**, 171 (1932).

JENTZSCH, G.: Bowen-Karzinom der Rumpfhaut. Akrodermatitis atrophicans Herxheimer. Diabetes mellitus. Derm. Wschr. **139**, 230 (1959).

JORDAN: Lymphoreticuläres Infiltrat (z. B. Lymphosarkom) bei Acrodermatitis atrophicans Herxheimer. Hautarzt **4**, 346 (1953).

JUNCKER: Spinaliom auf der Grundlage einer Pseudosklerodermie bei Akrodermatitis atrophicans chronica Herxheimer. Derm. Wschr. **133**, 605 (1956).

KEINING, E., BRAUN-FALCO, O.: Dermatologie und Venerologie. Lehrbuch für Studierende und Ärzte, S. 489—492. München: J. F. Lehmanns Verlag. 1969.

KÖNIGSTEIN: Idiopathische Hautatrophie mit beginnendem Basalzellenepitheliom. Zbl. Haut- u. Geschl.-Kr. **37**, 34 (1931).

KNOTH, W.: Reticulosarkomatose auf dem Boden von Akrodermatitis chronica atrophicans und Serumeiweißuntersuchungen bei blastomatösen reticulo-histiocytären Erkrankungen der Haut. Hautarzt **9**, 456—460 (1958).

KRESSIN, W.: Carcinoma pedis auf dem Boden einer Akrodermatitis atrophicans idiopathica. Dtsch. med. Wschr. **56**, 12 (1930).

LAGERHOLM, B., MOLIN, L., GIP, L.: Basal cell carcinoma in association with acrodermatitis chronica atrophicans Herxheimer. Acta derm.-venereol. (Stockh.) **50**, 218—220 (1970).

LANDES: Lymphadenosis cutis mit wahrscheinlichem Übergang zu Retothelsarkom und Akrodermatitis chron. atrophicans Herxheimer. Derm. Wschr. **126**, 1058 (1952).

LANGER, H.: Acrodermatitis chronica atrophicans (Herxheiner) und lymphoretikuläre Tumoren der Haut. Dtsch. Ges. Wes. **14**, 1800—1803 (1959).

LEWIS, G. M., SACHS, W.: Anaplastic epithelioma in patient with acrodermatitis chronica atrophicans. Arch. Derm. (Chic.) **63**, 790—792 (1951).

LINDSAY, H. C. L.: Acrodermatitis chronica atrophicans complicated by epithelioma. Arch. Derm. (Chic.) **44**, 91—92 (1941).

PACK, G. T., WUESTER, W. O.: The development of cancer in acrodermatitis chronica atrophicans. J. Amer. med. Ass. **118**, 879—884 (1942).

SCHULZ: Lymphosarkom auf dem Boden einer Acrodermatitis chronica atrophicans. Derm. Wschr. **128**, 1223 (1953).

SEYFERT, H.-H.: Multiple maligne Tumoren auf dem Boden einer Acrodermatitis atrophicans chronica. Derm. Wschr. **99**, 1234—1240 (1934).

STRITZLER, C.: Acrodermatitis chronica atrophicans, with squamous cell carcinoma in ulcers on both legs, and for which one leg was amputated. Metastases now present in abdomen. Arch. Derm. (Chic.) **81**, 280—281 (1960).

SWANBECK, G., HILLSTRÖM, L.: Analysis of etiological factors of squamous cell skin cancer of different locations. Acta derm.-venereol. (Stockh.) **49**, 427—435 (1969).

WISE: Acrodermatitis chronica atrophicans with healed squamous cell epithelioma. Arch. Derm. (Chic.) **15**, 230—231 (1927).

6. Erkrankungen der Haare

6.1. Hypertrichosis lanuginosa et terminalis acquisita

Begriffsbestimmung

Die *Hypertrichosis* stellt einen übermäßigen Haarwuchs dar, der unter verschiedenen Manifestationsformen auftreten kann. Das als „*Hypertrichosis lanuginosa sive fetalis*" (Abb. 15) bezeichnete Krankheitsbild ist durch das ausschließliche Vorhandensein von Lanugohaaren gekennzeichnet. Bei dieser dominanten Erbanomalie findet der Wechsel von primärem Haar (Lanugo-Haar) zu sekundärem Haar (Terminal-Haar) nicht statt. Die betroffenen Personen verfügen

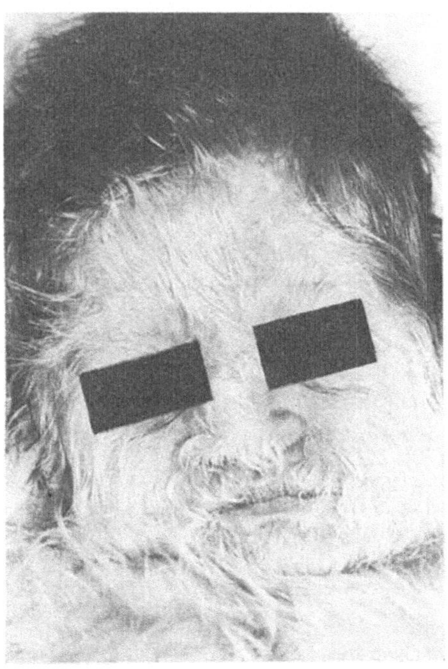

Abb. 15. Hypertrichosis lanuginosa sive fetalis („Hundemensch"). Im Gegensatz zur erworbenen Form wird sie nicht von malignen Tumoren begleitet.

über ein langes, dichtes, seidenartiges Haar, das auch die normalerweise kurzen Lanugo-Haare-tragenden Körperstellen bedeckt. Diese, auch als „Hundemenschen" bezeichneten Patienten, weisen oft Mißbildungen und Störungen der Zahnentwicklung auf (RICHTER, 1963).

Bei der echten *diffusen* oder *herdförmigen Hypertrichose* (z. B. *Hirsutismus*) kommt es zu einem übermäßigen Wachstum, vor allem der Intermediärhaare. Der Hirsutismus zum Beispiel kann sowohl auf Grund eines dominanten Genmerkmals als auch sekundär — meist in Verbindung mit einer endokrinen Störung — (Nebennierenrinde) — vorkommen.

Die *Hypertrichosis lanuginosa et terminalis acquisita* ist durch einen Wachstumsexzess aller Haararten, also der Lanugo-, Übergangs- und Terminalhaare charakterisiert (HERZBERG et al., 1968). Es handelt sich dabei, wie der Name schon sagt, um eine erworbene echte Überbehaarung. Dieses sehr seltene Krankheitsbild ist bisher 15mal beschrieben worden, dabei 13mal in Verbindung mit malignen Tumoren: 12 Karzinome und 1 Lymphom (McLEAN und MACAULAY, 1977).

Von der Hypertrichosis ist der *Hirsutismus* abzugrenzen. Hier liegt eine verstärkte Gesichts-, Scham- und Körperbehaarung bei Frauen vor, häufige Folge einer hormonellen Dysfunktion. Der Hirsutismus kann bei verschiedenen Tumorsyndromen vorkommen, die mit einer verstärkten Androgenbildung oder Störung der Ovarial-, Nebennieren- oder Hypophysenfunktion einhergehen: So z. B. beim Morbus Cushing, Akromegalie, Achard-Thiers-Syndrom, adrenogenitalem Syndrom, bei androgenproduzierenden Ovarialtumoren und beim Stein-Leventhal-Syndrom.

Pathogenese

Der physiologische Haarzyklus kann in folgende 3 Phasen unterteilt werden (MONTAGNA, 1962):

1. Wachstumsphase (anagen)
2. Übergangs- bzw. Umbildungsphase des unteren Follikelanteils und der Papille (katagen)
3. Ruhephase (telogen).

Nach Ansicht von HERZBERG et al. (1968) tritt bei Verlängerung des Anagenstadiums (anagene Synchronisation) und bei Beschleunigung der Wachstumsrate ein exzessives Haarwachstum auf.

Die beiden Fälle von Hypertrichosis lanuginosa et terminalis acquisita ohne Tumoren wurden im Zusammenhang mit endokrinen Störungen beobachtet. Dabei handelte es sich um eine 57 Jahre alte Frau mit einer Hyperthyreose (ORMSBY, 1930) und einen 61 Jahre alten Mann, der neben Ulcera im Magen-Darm-Trakt (totale Gastro-Duodenektomie), eine Nebennierenrindeninsuffizienz und ein Prostataleiden aufwies (LE MARQUAND und BOHN, 1951).

Bei 7 paraneoplastischen Hypertrichosen lagen keine wesentlichen pathologischen Veränderungen im Bereich der endokrinen Drüsen vor. LUDWIG (1971) konnte eine Erkrankung des ZNS ausschließen. Die Ursache der Hypertrichosis bei Tumoren muß bis heute noch als ungeklärt angesehen werden.

Pathologische Anatomie

Bei der Hypertrichosis lanuginosa et terminalis acquisita liegt ein Wachstumsexzeß der Lanugo-, Übergangs- und Terminalhaare vor. Nach Angaben von HERZBERG et al. (1968) können Körper-, Bein und Schamhaare eine Länge von 15 cm erreichen, und die Augenwimpern innerhalb von 5 Wochen bis zu 4 cm lang werden. Die Ausbreitung des pathologischen Haarwachstums erfolgt in einer apico-caudalen Welle, also mit einem Beginn der Überbehaarung im Kopfbereich (LYELL und WHITTLE, 1951). *Histologisch* kann man feststellen, daß sich nahezu alle Haare in der Wachstumsphase (anagen) befinden. In diesem Stadium besitzt ein Haar in der Regel beide Haarwurzelscheiden und sein Ende ist wesentlich dunkler (MONTAGNA, 1962).

Klinisches Bild

Das Erkrankungsalter der Patienten mit einer Hypertrichosis lag bei 10 der ausgewerteten Fällen zwischen 35 und 78 Jahren. Dabei waren 3 Männer und 7 Frauen betroffen.

Das klinische Bild der Hypertrichosis lanuginosa et terminalis acquisita wird durch das sozusagen über Nacht auftretende ungehemmte Wachstum der Lanugo-, Übergangs- und Terminalhaare geprägt, wobei alle Haare ihren ursprünglichen Charakter bewahren.

Bei den nachgewiesenen Tumoren handelte es sich um Karzinome der Mamma (TURNER, 1865; WADSKOW et al., 1976), Harnblase (LYELL und WHITTLE, 1951), Lunge (FRETZIN, 1967; HENSLEY und GLYNN, 1969), Gallenblase (HERZBERG et al., 1969), Rektum (CHADFIELD und KAHN, 1970; DJAJADININGRAT et al., 1970), Kolon (HEGEDUS und SCHORR, 1972; VAN DER LUGT und DUDOK DE WIT, 1973), Uterus (SAMSON et al., 1974; KAISER et al., 1976) und des Pankreas (McLEAN und MACAULAY, 1977) sowie um ein Lymphom (SAMSON et al., 1974).

Bei 2 Patienten trat das Haarwachstum vor, bei einem gleichzeitig und bei 3 erst nach der Neoplasie auf. Bei den anderen Fällen gehen diese Angaben nicht aus der Publikation hervor.

Letztlich seien noch die *Schriddeschen Krebshaare* erwähnt, die vor über 50 Jahren als Zeichen eines bösartigen Tumors beschrieben wurden (SCHRIDDE, 1922). Der Autor war von der Aussage von STRÜMPELL (1919), daß Patienten mit Magenkarzinom selten ergraute Haare haben, ausgegangen. Er beschrieb bei älteren Männern starre, glanzlose dunkelschwarze Haare im Bereich der Schläfe und Augenbrauen als äußeres Zeichen eines bösartigen Tumors. Dieser Befund konnte später von anderen Autoren nicht bestätigt werden (HEINE, 1923; FRICK und MEDUNA, 1936).

6.2. Mucinosis follicularis

Begriffsbestimmung

Die Mucinosis follicularis wurde erstmals von KREIBICH im Jahre 1926 beschrieben. Unter dem Titel „Mucin bei Hauterkrankungen" berichtete er über eine follikuläre Dermatose, bei der intra- und perifollikulär Schleimstoffe nachgewiesen wurden. Diese Veränderung deutete KREIBICH als eine atrophische Form der „Parapsoriasis en plaques Brocq". 6 Jahre später wurde erneut dieses Krankheitsbild von GOUGEROT et al. (1932) unter der Bezeichnung „Dermatose inominée" beschrieben. 1939 stellten LEHNER und SZODORAY diese Dermatose als einen „ungewöhnlichen, sich durch entzündliches Follikelödem auszeichnenden Hautausschlag" dar.

Unabhängig und ohne Kenntnis dieser Arbeiten beschrieb PINKUS (1957) die Hautveränderung als „Alopecia mucinosa" und stellte dabei die degenerativen Follikelveränderungen sowie den damit verbundenen Haarverlust heraus. Als besonders typisch betrachtete er das Ödem und das Mucin in den äußeren Haarwurzelscheiden und Talgdrüsen. 1957 erschien die

Arbeit von Braun-Falco zu diesem Thema unter dem Titel „Mucophanerosis intrafollicularis et seboglandularis". In dieser Publikation wurde auch erstmalig die primäre oder idiopathische von der sekundären oder symptomatischen Form abgegrenzt. Letztere kommt bevorzugt in Verbindung mit Neoplasien, aber auch bei verschiedenen chronischen Entzündungen vor. Heute wird die Bezeichnung „Mucinosis follicularis" bevorzugt, da die Veränderung auch im Bereich der nicht behaarten Hautpartien vorkommen kann (Jablonska et al., 1959).

Die Zuordnung der Mucinosis follicularis zu dem Formenkreis der Paraneoplasien ist umstritten, da die Neubildungen häufiger in direktem, das heißt örtlichem, Zusammenhang mit der Dermatose stehen. Bei diesen Neubildungen handelt es sich fast immer um Tumoren des lympho-retikulären Systems, insbesondere um eine Mykosis fungoides oder um eine Hautretikulose.

Die *Alopecia areata*, eine weitere Haarerkrankung bei Tumoren, ist ein fester Bestandteil des Cronkhite-Canada-Tumorsyndroms und wird ausführlich im 3. Teil besprochen (s. S. 124), die *Alopecia neoplastica* unter den Hautmetastasen (s. S. 113).

Pathogenese

Ätiologie und Pathogenese der Mucinosis follicularis sowie ihre formalpathogenetischen Zusammenhänge mit malignen Tumoren sind noch ungeklärt. Die Talgdrüsen- und Haarfollikelveränderungen wurden von verschiedenen Autoren als Folge einer Virusinfektion (Pinkus, 1957, 1964), als Nekrobiosen nach lokaler Infektion (Braun-Falco, 1957), als muzinöse Follikeldegeneration ohne Störung der Schilddrüsenfunktion (Jablonska et al., 1959) oder als „unbekannte Form eines Ekzems der Haarfollikel, allein oder in Verbindung mit einer chronischen Dermatose bzw. einem Tumor" (Haber, 1961) beschrieben. Tappeiner und Mitarbeiter (1962, 1967) diskutierten toxische, infektiöse Noxen sowie Stoffwechselstörungen. Nach ihrer Meinung könnte die symptomatische Form der Mucinosis follicularis Folge einer lokalen tumorbedingten Gefäßinfiltration und der daraus resultierenden Störung der Blutversorgung sein. Letzlich wiesen noch Degos und Beuve-Mery (1966) auf eine Virusinfektion als mögliche gemeinsame Ursache der Dermatose und des Tumors hin.

Pathologische Anatomie

Makroskopisch handelt es sich um gerötete, leicht erhabene, mehr oder weniger runde, scharf begrenzte Plaques, die bevorzugt im Gesicht (Abb. 16), am behaarten Kopf, an Nacken, Stamm oder an den Extremitäten auftreten. Die Oberfläche zeigt feine Schuppen. Innerhalb der Herde sieht man mit Hornzapfen angefüllte Haarfollikelmündungen. Die Konsistenz dieser Effloreszenzen ist fest. Im Bereich der behaarten Hautpartien führt die Dermatose zum Haarausfall.

Im Gegensatz zum makroskopischen Befund sind die *histologischen Veränderungen* recht charakteristisch. Innerhalb der veränderten Hautpartien lassen sich keine erhaltenen Talgdrüsen mehr nachweisen (Abb. 17). Die Zellveränderungen treten zunächst im Zytoplasma auf, dabei kommt es zu einem Verlust der Zellkonturen, während die Zellkerne zwar pyknotisch werden, aber zum Teil noch erhalten sind. Später kommt es zu einer Zellauflösung unter Ausbildung von kleinen bläschen- oder zystenähnlichen Hohlräumen, in denen sich Zellkernreste

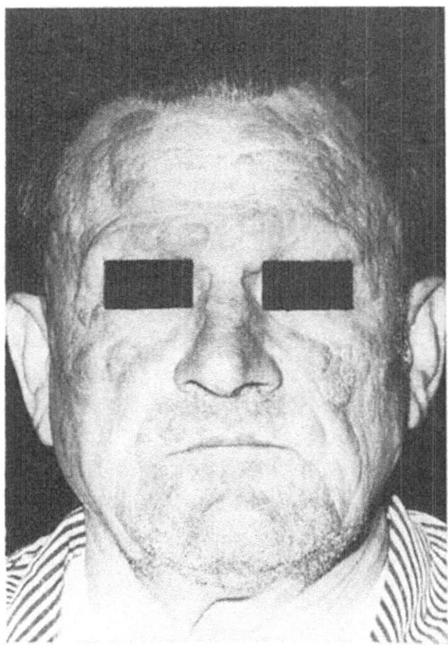

Abb. 16. Mucinosis follicularis mit Mykosis fungoides. Leicht erhabene, bevorzugt im Gesicht lokalisierte Plaques.

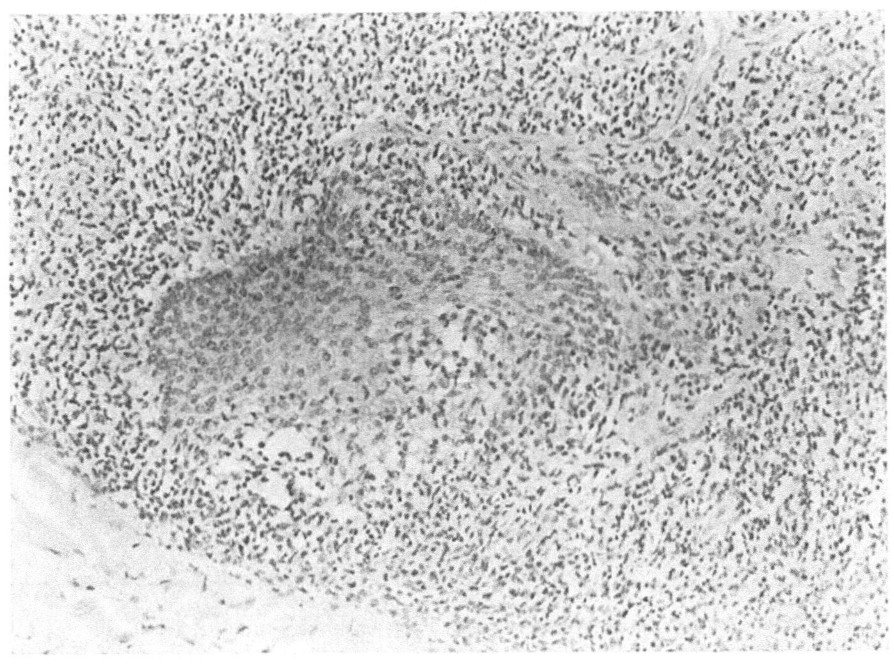

Abb. 17. Mucinosis follicularis. Auflösung und dichte entzündliche Infiltration der Hautanhangsgebilde. Im Bild Reste des Haarfollikels, aber keine Talgdrüsen erkennbar. HE-Fbg., 100fache Vergrößerung.

sowie fädige Substanzen nachweisen lassen. Bei diesen Substanzen handelt es sich um einen Toluidin- oder Alzianpositiven metachromatischen Stoff, also um Mucin oder um ein saures Mukopolysaccharid (BRAUN-FALCO, 1957; JABLONSKA et al., 1959; EBERHARTINGER, 1963; JÄNNER und TOYOSI, 1971).

Klinisches Bild

Die Mucinosis follicularis kommt bei Männern etwas häufiger als bei Frauen vor. Das Durchschnittsalter liegt bei 47 Jahren. Unter 46 publizierten Fällen war der jüngste Patient ein 8 Jahre altes Mädchen (KIM und WINKELMANN, 1962), der älteste ein 79 Jahre alter Mann (PINKUS, 1964). Nach Angaben von BRAVER-MAN (1970) soll das Alter der Patienten von diagnostischer Bedeutung sein: Bei Patienten unter 40 Jahren soll in der Regel die Dermatose gutartig verlaufen und zu Spontanremissionen neigen. Sind dagegen die Patienten über 40 Jahre alt, so können auch nach jahrelanger Latenzzeit in 10 bis 17% der Fälle maligne Tumoren im Hautareal auftreten (PLOTNICK und ABBRECHT, 1965; DEGOS und BEUVE-MERY, 1966; EMMERSON, 1969). Bei den meisten der publizierten Fälle handelte es sich um eine Mykosis fungoides oder um eine Hautretikulose (Tab. 17). Außerhalb des Hautareals wurde nur ein Magenkarzinom und ein Lymphoma malignum Hodgkin diagnostiziert.

Tabelle 17. *Lokalisation der Tumoren bei der Mucinosis follicularis*
(56 ausgewertete Fälle)

Lokalisation der Tumoren	Anzahl
1. Retikulo-histiozytäres System	
Mycosis fungoides	28
Retikulosen	14
Morbus Hodgkin	2
„Retikulogranulom“	2
„Lymphom“	2
„Granulom“	2
Lymphosarkom	1
Retikulosarkom	1
„Leukämoid“	1
2. Doppeltumoren	
Retikulose + „Magenepitheliom“	1
Retikulo- und Lymphosarkom	1
Mycosis fungoides + Retikulosarkom	1

Literatur

BAZEX, A., DUPRÉ, A., PARANT, M., CHRISTOL, B.: Mucinose folliculaire (forme spinulosique généralisée). Bull. Soc. franc. Derm. Syph. **69**, 484—485 (1962).

BEERMAN, H.: Some aspects of cutaneous malignancy. Amer. J. Med. Sci. **233**, 456—472 (1957).

BRAUN-FALCO, O.: Mucophanerosis intrafollicularis et seboglandularis. Derm. Wschr. **136**, 1289—1303 (1957).

BRAVERMAN, I. M.: Skin signs of systemic disease. Philadelphia—London—Toronto: W. B. Saunders. 1970.

BRUNSTING, L. A., KIERLAND, R. R., PERRY, H. O., WINKELMANN, R. K.: Alopecia mucinosa with transition to mycosis fungoides. Arch. Derm. **85**, 683—684 (1962).

CHADFIELD, H. W.: Follicular mucinosis (Alopecia mucinosa). Brit. J. Derm. **77**, 466 bis 469 (1965).

CHADFIELD, H. W., KAHN, A. U.: Acquired hypertrichosis lanuginosa. Trans. St. John's Hosp. derm. Soc. (London) **56**, 30—34 (1970).

COSKEY, R. J., MEHREGAN, A. H.: Alopecia mucinosa. Arch. Derm. **102**, 193—194 (1970).

DEGOS, R., SIDI, E., CIVATTE, J., HINCKY, M.: Mucinose folliculaire (alopécie mucineuse). Discussion d'une hématodermie. Bull. Soc. franc. Derm. **68**, 10—11 (1961).

DEGOS, R., BEUVE-MÉRY, M.: La mucinose folliculaire et ses rapports avec les hémoreticulopathies malignes. Giorn. Ital. Derm. **107**, 663—674 (1966).

DEGOS, R., BELAICH, S., AUDEBERT, G., MARTINET, C.: Mucinose folliculaire associée à une réticulose évo quant cliniquement un scléromyxoedème. Bull. Soc. franc. Derm. Syph. **78**, 17—18 (1971).

DJAJADININGRAT, A. P., v. GILSE, H. A., SIDDRÉ, W. J., v. D. LUGT, L.: Acquired lanuginous hypertrichosis. Dermatologica **140**, 327—328 (1970).

DOMONKOS, A. N.: Follicular mucinosis with lymphoma. Arch. Derm. **89**, 303—305 (1964).

DUPERRAT, B., MASCARO, J.-M.: Les problèmes des réticuloses mucinoses (mucinose folliculaire et réticulose histiomonocytaire sur la même lésion). Bull. Soc. franc. Derm. Syph. **69**, 590—591 (1962).

EBERHARTINGER, Ch.: Ablagerung und Speicherung in der Cutis. In: Handbuch der Haut- und Geschlechtskrankheiten (JADASSOHN, J., Hrsg.), Erg.-Werk, Bd. I/1. Berlin—Göttingen—Heidelberg: Springer. 1963.

EMMERSON, R. W.: Follicular mucinosis. A study of 47 patients. Brit. J. Derm. **81**, 395—413 (1969).

FINDLAY, G. H., LOEWENTHAL, L. J. A.: Alopecia mucinosa with eosinophil granuloma, lichen spinulosus and chancriform lesions. Dermatologica (Basel) **120**, 263—274 (1960).

FRETZIN, D. F.: Hypertrichosis lanuginosa and anaplastic carcinoma. Arch. Derm. **94**, 801—802 (1966).

FRETZIN, D. F.: Malignant down. Arch. Derm. **95**, 294—297 (1967).

FRICK, G., MEDUNA, K.: Über die Schriddeschen Krebshaare und ihre Bedeutung für die Diagnose von Karzinomen. Med. Klin. **32**, 580—581 (1936).

GOUGEROT, H., BLUM, P., ELIASCHEFF, O.: Dermatose innominée. Disque papuleux érythèmato-squameuses alopéciques de cou, cuir chevelu, bras. Arch. Derm. Syph. (Paris) **4**, 520 (1932).

GROSSHANS, E., BASSET, A.: Mucinose folliculaire de l'adulte symptomatique d'une réticulose. Bull. Soc. franc. Derm. Syph. **72**, 814—818 (1965).

HABER, H.: Follicular mucinosis. Brit. J. Derm. **73**, 313—322 (1961).

HADIDA, J., SAYAK, J., GIMELLO, J.: Métastase alopéciante scléroatrophique d'un cancer du sein. Bull. Soc. franc. Derm. Syph. **77**, 515—516 (1970).

HEGEDUS, S. I., SCHORR, W. F.: Acquired hypertrichosis lanuginosa and malignancy. Arch. Derm. **106**, 84—88 (1972).

HEINE, J.: Zur Frage der Krebshaare. Münch. med. Wschr. **70**, 1342—1343 (1923).

HENSLEY, G. T., GLYNN, K. P.: Hypertrichosis lanuginosa as a sign of internal malignancy. Cancer **24**, 1051—1056 (1969).

HERZBERG, J. J., POTJAN, K., GEBAUER, D.: Hypertrichosis lanuginosa (et terminalis) acquisita als paraneoplastisches Syndrom. Arch. klin. exp. Derm. **232**, 176—186 (1968).

HERZBERG, J. J., POTJAN, K., GEBAUER, D.: Hypertrichose lanugineuse acquise: Un nouveau syndrome paraneoplasique cutane. Ann. Derm. Syph. **96**, 129—134 (1969).

HYMAN, A. B., BRAUER, E. W., LE GRAND, R.: Mycosis fungoides with features of alopecia mucinosa. Arch. Derm. **85**, 805—807 (1962).

JABLONSKA, St. CHORZELSKI, T., LANCUCKI, J.: Mucinosis follicularis. Hautarzt **10**, 27—33 (1959).

JÄNNER, M., TOYOSI, J.: Figurierte Erytheme, follikuläre Muzinose bei Leukosen und Retikulosen. In: Cutane paraneoplastische Syndrome (HERZBERG, J. J., Hrsg.). Stuttgart: G. Fischer. 1971.

JÄNNER, M.: Follikuläre Mucinose (Mucophanerosis intrafollicularis et seboglandularis) bei

Erythrodermie pityriasique en plaques disséminées Brocq, Haut- und Gingivametastase eines Bronchialkarzinoms. Hautarzt **22**, 457—458 (1971).

JÄNNER, M., LIPPERT, H. D., STOLZENBACH, G.: Mucinosis follicularis und großflächige, teils lichenoide, teils sklerodermiforme generalisierte Paramyloidose als cutanes paraneoplastisches Syndrom beim Myelom (IgD- und Leichtketten-Plasmocytom). Z. Hautkr. **49**, 673—681 (1974).

JOHNSON, W. C., HIGDON, R. S., HELWIG, E. B.: Alopecia mucinosa. Arch. Derm. Syph. (Chic.) **79**, 395—406 (1959).

KAISER, I. H., PERRY, G., YOONESSI, M.: Acquired hypertrichosis lanuginosa associated with endometrial malignancy. Obst. Gynec. **47**, 479—482 (1976).

KIM, R., WINKELMANN, R. K.: Follicular mucinosis (Alopecia mucinosa). Arch. Derm. Syph. **85**, 490—498 (1962).

KNOTH, W.: Mucinosis follicularis. Z. Haut- u. Geschlkr. **29**, 9—14 (1960).

KNOTH, W.: Zur Kenntnis der Mucinosis follicularis. Verhandlungen der Deutschen Gesellschaft für Pathologie. Stuttgart: G. Fischer. 1960.

KORTING, G. W.: Mammakarzinom-Metastasen der Kopfhaut mit pigmentierten Dendritenzellen. Arch. klin. exp. Derm. **214**, 504—512 (1962).

KREIBICH, C.: Mucin bei Hauterkrankung. Arch. Derm. Syph. (Berl.) **150**, 243—248 (1926).

LEHNER, E., SZODORAY, L.: Ein ungewöhnlicher, sich durch entzündliches Follikularödem auszeichnender Hautausschlag. Derm. Wschr. **108**, 679—685 (1939).

LE MARQUAND, H. S., BOHN, G. L.: Recurrent peptic ulcers with general hypertrichosis including growth of hair on the bald scalp and later development of signs suggesting adrenal failure. Proc. Roy. Soc. Med. **44**, 155—157 (1951).

LUDWIG, E.: Paraneoplastische Veränderungen am Haarkleid. In: Cutane paraneoplastische Syndrome (HERZBERG, J. J., Hrsg.). Stuttgart: G. Fischer. 1971.

LUGT, L. VAN DER, DUDOK DE WIT, C.: Hypertrichosis lanuginosa acquisita. Dermatologica **146**, 46—54 (1973).

LYELL, A., WHITTLE, C. H.: Hypertrichosis lanuginosa, acquired type. Proc. Roy. Soc. Med. **44**, 576—577 (1951).

McLEAN, D. I., MACAULAY, J. C.: Hypertrichosis lanuginosa acquisita associated pancreatic carcinoma. Brit. J. Derm. **99**, 313—316 (1977).

MEINHOF, W.: Mukophanerosis intrafollicularis et seboglandularis symptomatica (Mucinosis follicularis symptomatica) bei kutaner Retikulose. Derm. Wschr. **152**, 1287—1288 (1966).

MONTAGNA, W.: The structur and function of skin. New York: Acad. Press. 1962.

ORMSBY, O.: Acute hypertrichosis. Arch. Derm. Syph. **21**, 663 (1930).

PARISOT: Carcinom-Metastasen unter dem Bilde einer Alopecia areata. Derm. Wschr. **145**, 175 (1962).

PINKUS, H.: Alopecia mucinosa. Arch. Derm. Syph. **76**, 419—426 (1957).

PINKUS, H.: The relationship of alopecia mucinosa to malignant lymphoma. Dermatologica (Basel) **129**, 266—270 (1964).

PLOTNICK, H., ABBRECHT, M.: Alopecia mucinosa and lymphoma. Arch. Derm. (Chic.) **92**, 137—141 (1965).

POTTER, B., FRETZIN, D. F.: Hypertrichosis lanuginosa and anaplastic carcinoma. Arch. Derm. **94**, 801—802 (1966).

RICHTER, R.: Änderungen der Haarmenge (erworbene und erbmäßig bedingte Formen). I Hypertrichosis. In: Handbuch der Haut- und Geschlechtskrankheiten. (JADASSOHN, J., Hrsg.). Erg.-Werk, Bd. 1/3, S. 416—422. Berlin—Göttingen—Heidelberg: Springer. 1963.

SAMSON, M. K., BUROKER, T. R., HENDERSON, M. D., BAKER, L. H., VAITKE VICIUS, V. K.: Acquired hypertrichosis lanuginosa. Cancer **36**, 1519—1521 (1974).

SCHRIDDE, H.: Krebshaare. Münch. med. Wschr. **69**, 1565—1566 (1922).

SOURREIL, P., BEYLOT, C.: Mucinose folliculaire associée a une réticulopathie maligne. Bull. Soc. franc. Derm. Syph. **78**, 41—42 (1971).

STRÜMPELL, A.: Lehrbuch der speziellen Pathologie und Therapie der inneren Krankheiten. Leipzig: F. C. W. Vogel. 1919.

TAPPEINER, J., PFLEGER, L., HOLZNER, H.: Zur Mucinosis follicularis (Alopecia mucinosa Pinkus). Arch. klin. exp. Derm. **215**, 209—222 (1962).

TAPPEINER, J., HOLUBAR, K., PFLEGER, L., WOLFF, K.: Zum Problem der symptomatischen Mucinosis follicularis. Arch. klin. exp. Derm. **227**, 937—961 (1967).
TRITSCH: Zit. bei MEINHOF, W. (1966).
TURNER, M.: Case of a woman whose face and body in two or three weeks time became covered with a thick crop of short and white downy hair. Med. Times Gaz. **2**, 507 (1865).
TYLDESLEY, W. R.: Oral leukoplakia associated with tylosis and esophageal carcinoma. J. oral Pathol. **3**, 62—70 (1974).
TYLDESLEY, W. R., KEMPSON, S. A.: Ultrastructure of the oral epithelium in leukoplakia associated with tylosis and esophageal carcinoma. J. oral Pathol. **4**, 49—58 (1975).
VERMENOUZE, P., STEPHANOPOLI, J.: Mucinose folliculaire de Pinkus avec réticulose maligne. Bull. Soc. franç. Derm. Syph. **70**, 500—501 (1963).
WADSKOV, S., BRO-JORGENSEN, A., SONDERGAARD, J.: Acquired hypertrichosis lanuginosa. Arch. Derm. **112**, 1442—1444 (1976).
WELLS, G. C.: Lymphoma presenting with follicular mucinosis. Proc. Roy. Soc. Med. **56**, 729 (1963).
WELLS, G. C.: Mucinosis follicularis. Brit. J. Derm. **77**, 469 (1965).

7. Pigmentstörungen bei Tumoren

Bei verschiedenen Tumoren und Tumor-Syndromen treten Pigmentstörungen auf, die diffus oder fleckförmig sein können, und von einer Vitiligo bis zur tiefbraunen Melanosen reichen. Der pathogenetische Zusammenhang zwischen Geschwulst und Pigmentstörung ist häufiger unbekannt (z. B. bei der Acanthosis nigricans maligna). In anderen Fällen liegt eine *genetische-*(Phakomatosen, Peutz-Jeghers-Syndrom), *hormonelle-*(Cushing-, Nelson-Syndrom) oder *Stoffwechselstörung* (Porphyria cutanea tarda bei Lebertumoren, Pellagra beim Karzinoid-Syndrom) vor. Nicht selten ist die Pigmentstörung Folge der Tumortherapie: Hypo- und Hyperpigmentierungen werden nach Bestrahlung, diffuse Melanosen nach langfristiger Myleran-Behandlung (MÜLLER, 1970) beobachtet.

Plötzliches und massenhaftes Auftreten von senilen Hautwarzen und senilen Pigmentflecken wurde früher, besonders von französischen Dermatologen als Zeichen eines viszeralen Tumors gedeutet („Signe de Trèlat" oder Leser-Trèlat-Syndrom). Wahrscheinlich handelt es sich aber nur um eine altersbedingte Koinzidenz verschiedener geriatrischer Symptome (PASTINSKY und RÁCZ, 1974).

Verminderte Melaninpigmentierung. Eine *fleckförmige Hypomelanose* kommt beim Louis-Bar-Syndrom vor. Über einen Fall von perniziöser Anämie, Magenkarzinom und *Vitiligo* der Hände und Unterarme berichteten WRIGHT und Mitarbeiter (1970). 9 Monate nach operativer Entfernung des Tumors besserte sich die Pigmentstörung.

Eine *verstärkte Melaninpigmentierung* kann als *diffuse Melanose* der Haut bei der Tumorkachexie, dem tumorbedingten Addison-Syndrom (Zerstörung beider Nebennieren durch Metastasen) sowie bei verschiedenen Hormonüberproduktionssyndromen (Akromegalie, Cushing-, Nelson-Syndrom) vorkommen. Eine diffuse Melanose tritt beim metastasierenden malignen Melanom auf (keine Tumorinfiltration der Haut!).

Beim Nelson-Syndrom handelt es sich um eine adenomatöse Hyperplasie der Hypophyse und um eine zunehmende Pigmentierung der Haut, die nach einer beidseitigen Adrenalektomie wegen Hyperkortizismus auftritt. Diese Pigmentstörung wird auf eine verstärkte Sekretion von Corticotropin-releasing-Hormon, ACTH und/oder MSH zurückgeführt (NELSON et al., 1958, 1960, 1976; GARCIA et al., 1976). Sie ist auch nach langfristiger Behandlung mit synthetischem ACTH festgestellt worden (IRVINE, 1973).

Umschriebene *fleckförmige Hyperpigmentierung* werden beim Morbus Recklinghausen (Café-au-lait Flecken), dem Peutz-Jeghers-Syndrom (kleine bräunliche Flecken der Lippen und Mundschleimhaut) und beim Cronkhite-Canada-Syndrom (Flecken treten in der Regel erst nach den Darmsymptomen auf) festgestellt. Pigmentflecken werden auch beim Xeroderma pigmentosum und bei chronischer Arsenvergiftung (bzw. durch Arsen hervorgerufenen Tumoren) beobachtet. Weitere Beispiele von Tumorsyndromen mit Melaninflecken sind unter den Phakomatosen bzw. neurokutanen Syndromen aufgeführt (s. S. 114).

Literatur

CURTH, H. O.: Genetik der mit Pigmentstörungen einhergehenden Dermatosen. In: Handbuch der Haut- und Geschlechtskrankheiten (JADASSOHN, J., Hrsg.), Bd. 7 (Suppl.), Berlin—Heidelberg—New York: Springer. 1966.

GARCIA, J. H., KALIMO, H., GIVENS, J. R.: Human adenohypophysis in Nelson Syndrome. Arch. Path. Lab. Med. **100**, 253—258 (1976).

IRVINE, J. W.: Hormonal repercussions of long-term therapy with synthetic A. C. T. H. preparations. In: A. C. T. H. A practical review of progress to date. (SCHUPPLI, R., Hrsg.). Wien: Hans Huber. 1973.

MÜLLER, W.: Dermadrome. Begleitsymptome der Haut bei Erkrankungen anderer Organe. Berlin: Brüder Hartmann-Verlag. 1970.

NELSON, D. H., MEAKIN, J. W., DEALEY, J. B.: ACTH-producing tumors of the pituitary gland. New Engl. J. Med. **259**, 161—164 (1958).

NELSON, D. H., MEAKIN, J. W., THORN, G. W.: ACTH-producing pituitary tumors following adrenalectomy for Cushing's syndrome. Ann. int. Med. **52**, 560—569 (1960).

NELSON, D. H., SPRUNT, J. G., MIMS, R. B.: Plasma ACTH determinations in 58 patients before or after adrenalectomy for Cushing's syndrome. J. clin. Endocrinol. Metab. **26**, 722—728 (1976).

PASTINSKY, I., RACZ, I.: Hautveränderungen bei inneren Krankheiten, 2. Aufl. Stuttgart: G. Fischer. 1974.

WRIGHT, P. D., VENABLES, C. W., DAWBER, R. P. R.: Vitiligo and gastric carcinoma. Brit. med. J. **II**, 148 (1970).

8. Erkrankungen der Hautgefäße

8.1. Thrombophlebitis migrans

Begriffsbestimmung

Die Thrombophlebitis migrans gehört zu den paraneoplastischen Gerinnungsstörungen, bei denen eine Hyperkoagulabilität und ein bösartiger Tumor vorliegt (siehe ausführliche Beschreibung und Literaturübersicht bei THOMAS, WINDT und GROM, 1974). Zu diesem Formenkreis der paraneoplastischen Thrombosen gehören auch die Tumorendokarditis sowie die Thrombosen in den Organ- und Extremitätenvenen (Phlegmasia coerulea).

Pathogenese

Thrombosen werden bei zahlreichen, sehr unterschiedlichen Grundleiden beobachtet: So z. B. bei mechanischen Traumen, bei Einwirkung toxischer Noxen, bei Entzündungen, Kreislaufstörungen und letztlich auch bei verschiedenen bösartigen Tumoren. Die paraneoplastischen Thrombosen lassen sich nicht durch eine lokale, das heißt direkte, Einwirkung des Tumors auf das Gefäß erklären. Der formalpathogenetische Entstehungsmechanismus ist bis heute noch nicht vollständig geklärt, daher auch die Bezeichnung „Paraneoplasie". Als mögliche Ursachen werden u. a. eine vermehrte Sektretion von Trypsin, Lipasen, die Bildung von thromboplastischen Substanzen oder eines atypischen Fibrinogens durch die Tumorzelle selbst sowie eine Hemmung des fibrinolytischen Systems diskutiert.

Pathologische Anatomie

Die Thrombosen, die im Rahmen einer paraneoplastischen Gerinnungsstörung auftreten, zeigen keine morphologischen Besonderheiten. Tumorzellen bzw. Tumormetastasen als Ursache der Thrombosen sollten histologisch ausgeschlossen werden. Die entzündlichen Veränderungen im Bereich der Gefäßwand sind in der Regel nur diskret.

Klinisches Bild

Typisch für die Thrombophlebitis migrans ist der Befall der oberflächlichen Hautvenen der Extremitäten. Im fortgeschrittenen Krankheitsstadium können auch die tieferen Hautvenen beteiligt sein. Bei diesem paraneoplastischen Syndrom sind etwas häufiger Männer als Frauen betroffen (3 ♂:2 ♀), dabei liegt der Altersgipfel zwischen dem 4. und dem 7. Dezennium.

Die Erkrankung verläuft schubartig. Es treten kurze, sehr schmerzhafte phlebitische Stränge auf mit wechselhafter Lokalisation. Gelegentlich werden mehrere Venen gleichzeitig befallen.

Zu den häufigsten Tumorlokalisationen bei der paraneoplastischen Thrombophlebitis migrans zählen Pankreas, Bronchus, Magen und Ovar. Bemerkenswert ist, daß diese Neubildungen in den meisten Fällen das histologische Bild eines stärker verschleimenden Adenokarzinoms zeigen. Ferner ist auch hervorzuheben, daß die paraneoplastischen Thrombosen bei 45 von 51 ausgewerteten Fällen vor dem Tumor klinisch manifest wurden, also das erste Zeichen des Krebsleidens darstellten.

Literatur

THOMAS, C., WINDT, T., GROM, E.: Hämatologische und endokrine Formen des paraneoplastischen Syndroms. Stuttgart—New York: F. K. Schattauer. 1974.

9. Erkrankungen des Bindegewebes der Haut

9.1. Dermatomyositis

Begriffsbestimmung

Die Dermatomyositis ist ebenso wie der Lupus erythematodes und die Sklerodermie in die Gruppe der Kollagenosen einzuordnen, ein Begriff, der allerdings heute bevorzugt nur noch von Internisten verwendet wird. Die erste Beschreibung einer Dermatomyositis im Zusammenhang mit einem Tumor stammt von STERTZ (1916). Er berichtete über einen Patienten, der typische Hautveränderungen aufwies und gleichzeitig an einem ulzerierten Magenkarzinom erkrankt war. Die Häufigkeitsangaben der paraneoplastischen Dermatomyositis unterliegen großen Schwankungen: sie reichen von 7% bis 34% (SCHUERMANN, 1951; CURTIS et al., 1952; CHRISTIANSON et al., 1956; ARUNDELL et al., 1960).

Pathogenese

Im Zusammenhang mit der Frage der kausalen und formalen Pathogenese der paraneoplastischen Dermatomyositis werden zahlreiche Theorien diskutiert, dabei dürften z. Z. immunologische Reaktionen die wahrscheinlichste Ursache darstellen (FRENGER und SCHÜTZ, 1959).

APLAS (1954) dachte an eine mögliche Störung der Gefäßpermeabilität. CALDWELL (1955) wies auf 3 mögliche Entstehungsmechanismen hin:

1. Es besteht eine Substratkonkurrenz zwischen normalem Körpergewebe und Neoplasie.
2. Das Tumorgewebe produziert ein hyaluronidaseähnliches Enzym, das über den Körperkreislauf zu einer entsprechenden Organschädigung führt.
3. Eine antigenwirksame Substanz des Tumors oder seiner Abbauprodukte ruft eine Hyperimmunantwort hervor, besonders im Bereich der kleinen Blutgefäße. Die Folge wäre dann eine degenerative Schädigung des körpereigenen Gewebes.

Nach Ansicht von ISING (1957) könnte ein Stoff, sowohl in bösartigen Geschwülsten, als auch bei anderen Krankheiten im körpereigenen Gewebe gebildet werden und bei gewissen Menschen eine Dermatomyositis hervorrufen. In diesem Zusammenhang warnte ISING vor der Behandlung der Kollagenose mit ACTH oder Cortison, da sie zu einem verstärkten Wachstum bzw. zur Metastasierung des Tumors führen könnte.

Die Bedeutung immunologischer Reaktionen wurde von BEICKERT (1958) hervorgehoben. Er hielt es für denkbar, daß Tumorzerfallsprodukte, aber auch Viren und andere Noxen das körpereigene Gewebe verändern könnten, so daß sie antigen wirksam würden.

Auf die Wechselbeziehungen zwischen Dermatomyositis und der Entwicklung von Tumoren gingen HEGGLIN und SIEGENTHALER (1959) ein. Nach ihrer Meinung fördert die Kollagenose über einen noch ungeklärten Mechanismus die Entstehung bzw. Entwicklung von malignen Tumoren. Eine gewisse Bedeutung schrieben sie auch der Cortisontherapie des Grundleidens, das heißt der Kollagenose zu. Als immunologische Reaktion dürften auch die Beobachtungen von GRACE und DAO (1959) sowie CURTIS et al. (1961) zu deuten sein. Diese Autoren führten bei den Patienten Hautteste mit wäßrigen Lösungen des eigenen Tumors durch und erzielten ein positives Ergebnis. Der gleiche Tumorextrakt ergab bei einem normalen Vergleichskollektiv keine Reaktion. Diese Befunde sprechen gegen die Vermutung, daß histaminähnliche vom Tumor gebildete Substanzen für die Entstehung der Dermatomyositis verantwortlich sein könnten.

DEEP et al. (1964) vermuten immunologische Prozesse als Ursache der Paraneoplasie (s. a. MONTES und Mitarb. 1963; WILLIAMS, 1963). Eine direkte Wirkung von Tumortoxinen wurde von WILLIAMS (1963) ausgeschlossen.

Die Frage, ob eine Strahlenbehandlung des Tumors toxisch oder allergisch wirksame Substanzen aus dem neoplastischen Gewebe freisetzt, wurde von CALVERT und NEALE (1965) zur Diskussion gestellt. KELLOG und TALLEY (1966) betrachteten das Muskelgewebe und die Haut als Erfolgsorgane eines Autoimmunprozesses, bei dem der Tumor antigen wirksam ist.

Die von PEARSON (1966) aufgestellten Hypothesen wurden von ALEXANDER und FORMAN (1968) sowie von HOLZMANN und HERZ (1969) zu folgenden Punkten zusammengefaßt:

1. Ein oder mehrere Antigene des Tumors können ähnlich oder identisch sein mit den Antigenen, die im Muskelgewebe oder in der Haut zu finden sind. Als Folge der immunologischen Reaktion gegen das Tumorgewebe könnte es zur Ausbildung von Antikörpern kommen, die sowohl gegen die Geschwulst als auch gegen das körpereigene Muskel- und Hautgewebe gerichtet sind.
2. Der Tumor könnte eine myotoxische Substanz bilden, die entzündliche und degenerative Reaktionen hervorruft.
3. Die Dermatomyositis und die Neoplasie sind auf eine gemeinsame Ursache zurückzuführen.

Pathologische Anatomie

Die Veränderungen kommen vorwiegend in der Haut und in der quergestreiften Muskulatur vor, wobei die Hautveränderungen den Muskelerscheinungen um durchschnittlich 3 bis 6 Monate vorausgehen (BRAVERMAN, 1970). Dabei handelt es sich um flache, rötlich-livid verfärbte, oftmals nur vorübergehend bestehende Effloreszenzen mit teilweise deutlicher urtikarieller Komponente (Abb. 18). Des weiteren bestehen leichte Schuppungen und Teleangiektasien bei mäßiggradigem Juckreiz. In dem Spätstadium kann dann das Bild der Poikilodermia atrophicans vascularis JACOBI entstehen (Abb. 19).

Neben der Haut und der Muskulatur können auch noch andere Organe befallen sein. FRENGER und SCHÜTZ (1959) geben folgende Häufigkeitswerte an: Skelettmuskulatur (90—100%), Herzmuskel (80—90%), Haut (50—80%), Schlundmuskulatur (70—80%), Schleimhaut (20—80%), Magendarmtrakt (30 bis 70%), Lymphknoten und Leber (50%), Milz (10—50%), ZNS (15—20%), Nieren (10—30%), Lunge, endokrines System, vegetatives Nervensystem und Augen (je 10—20%).

Histologisch kann man eine Atrophie der Epidermis feststellen. Neben einer nur leichten Hyperkeratose der Follikelostien kann man eine verstärkte Pigmentation der Basalzellschicht erkennen. Die Retepapillen können verstrichen sein. Ausgedehnte Ödeme in Korium und Subkutis ebenso wie verbreiterte, teilweise gequollene bzw. fibrinoid degenerierte Bindegewebsfasern werden beschrieben. Die Faserbündel sind durch Ödeme und ausgedehnte Blutungen dissoziiert. Dazwischen werden besonders perivasal lymphoide Rundzellen, Plasmazellen, freie Bindegewebszellen und Leukozyten nachgewiesen.

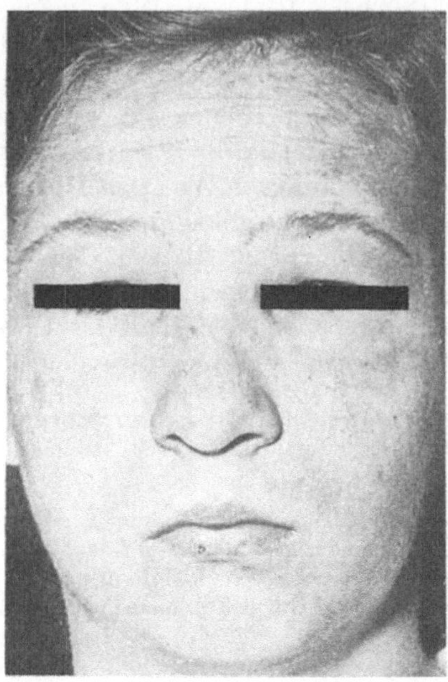

Abb. 18. Dermatomyositis. Typischer Gesichtsausdruck infolge einer fleckförmigen Rötung und Schwellung im Lidbereich.

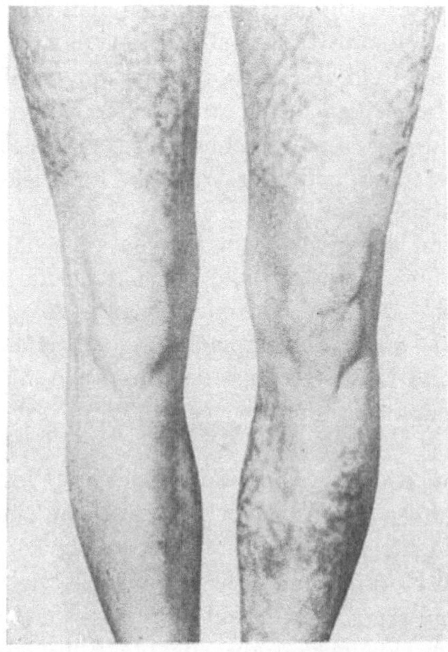

Abb. 19. Poikilodermia atrophicans vascularis mit Epidermisatrophie, Hyperpigmentierung und Teleangiektasie.

Im weiteren Verlauf schwindet das Fettgewebe; eine Neubildung von Fasern, die sklerosieren und später auch verkalken, prägen das späte Stadium dieses Krankheitsbildes.

Die quergestreifte Skelettmuskulatur weist bei 90—100% der Fälle Veränderungen auf. Die druckschmerzhafte Muskulatur ist meistens zunächst nur ödematös verändert, später stellen sich Atrophie und Sklerose mit Kontraktur ein. Histologisch erkennt man einen weitgehenden Verlust der Querstreifung. Es lassen sich wechselnd breite, oft wachsartig degenerierte oder nekrotische Muskelfasern finden. Die Muskelkerne können dabei zentral verlagert sein. Ferner kann eine Wucherung der Sarkolemkerne vorliegen. Neben den ödematösen Veränderungen des Interstitiums werden auch unspezifische lymphoplasmazelluläre Infiltrate mit Histiozyten und Fibroblasten beobachtet. Außerdem fallen hyalinisierte Bindegewebsareale sowie mäßige Endothel- und Adventitiaproliferationen der Gefäße auf. In den verschiedenen Organen werden unterschiedlich starke fibrinoide Veränderungen festgestellt (FRENGER und SCHÜTZ, 1959; HEGEWALD und HAGEMANN, 1966).

Klinisches Bild

Das Durchschnittsalter von 167 Patienten mit einer paraneoplastischen Dermatomyositis betrug 52 Jahre (HOLZMANN und HERZ, 1969), dabei waren Frauen häufiger befallen als Männer (2 ♂: 3 ♀).

Bei 82 publizierten Fällen waren genaue Angaben über die Lokalisation der Dermatomyositis vermerkt: Arme, Gesicht, Beine, Hände, Schultern und Stamm waren bevorzugt befallen (Tab. 18). 79 Patienten verstarben an der Paraneoplasie. Bei 27 Patienten konnte der Tumor erst durch die Obduktion diagnostiziert werden. Die restlichen 52 Patienten waren durchschnittlich 15 Monate nach Festellung der Neoplasie gestorben. Bei 171 der 187 publizierten Fälle war der maligne Tumor histologisch gesichert worden. 8% der Neoplasien waren im retikulohistiozytären System lokalisiert, bei 1/3 dieser Fälle handelte es sich um einen Morbus Hodgkin. Unter den viszeralen Tumoren wurden das Mamma- (17%) und das Lungenkarzinom (13%) besonders häufig angegeben. Ferner sei noch erwähnt, daß bei

Tabelle 18. *Lokalisation der Haut- und Muskelveränderungen bei Dermatomyositis (82 ausgewertete Fälle)*

Lokalisation der Veränderungen	Anzahl
Arme	61
Gesicht	55
Beine	34
Hand	23
Schulter	21
Stamm	20
Nacken	20
Brust	16
Rücken	9
Hals	7
Füße	5

Tabelle 19. *Lokalisation der Tumoren bei Dermatomyositis*
(187 ausgewertete Fälle)

Lokalisation der Tumoren	Anzahl
1. Organtumoren	
Mamma	33
Lunge	25
Ovar	21
Magen	16
Uterus	14
Rektum	9
Prostata	5
Niere	4
Gallenblase	4
Kolon	3
Parotis	2
Kehlkopf	2
Harnblase	2
Pankreas	2
Hypophyse	1
Thymus	1
Ösophagus	1
Dünndarm	1
„Dickdarm"	1
Appendix	1
Zökum	1
„Abdomen"	1
Retroperitoneum	1
Vagina	1
Hoden	1
Nebenhöhlen	1
Kiefer	1
Hautmelanome	3
Metastasen eines unbekannten Tumors	10
2. Mehrfachtumoren	
Nacken + Lymphknoten	1
Rektum + Mamma + Kolon	1
Uterus + Adnexe + Mamma	1
3. Myelo-lymphoproliferative Erkrankungen	
M. Hodgkin	6
Plasmozytom	3
Lymphosarkom	2
Leukämie	1
Retikulosarkom	1
Retikulose	1
Retikuloendotheliose	1
Endotheliom	1

5% der Fälle nur die Metastasen, aber nicht der Primärtumor festgestellt werden konnte (siehe Tab. 19).

Die zeitlichen Beziehungen zwischen der Dermatomyositis und dem Tumor konnten an Hand von 153 publizierten Fällen ermittelt werden: Bei 107 Patienten wurde die Hauterkrankung vor dem Tumor festgestellt (im Durchschnitt 11

Monate vorher), bei 5 gleichzeitig und bei 41 Fällen traten die Hautveränderungen erst nach der Geschwulst auf (im Durchschnitt 17 Monate später). Diese Werte decken sich weitgehend mit den Angaben von CURTIS et al. (1952) sowie HOLZMANN und HERZ (1969).

9.2. Lupus erythematodes

Begriffsbestimmung

Beim Lupus erythematodes, der ebenfalls zur Gruppe der Kollagenosen gerechnet wird, handelt es sich um eine nichtinfektiöse Systemerkrankung des Bindegewebes, die durch entzündliche Veränderungen mit Fibrinoidablagerungen gekennzeichnet ist. Es lassen sich 2 Krankheitsformen unterscheiden (KORTING, 1970b; BURCKHARDT, 1972):

a) Der *chronisch-discoide* bzw. *integumentale Lupus erythematodes*, eine Erscheinungsform mit einem bevorzugten Befall der Gesichtshaut ohne Beteiligung der viszeralen Organe.

b) Der *Lupus erythematodes acutus integumenti et visceralis* (generalisierte Form) weist gleichzeitig Haut- und Organveränderungen auf. Die akute Form entwickelt sich meistens als selbständiges Krankheitsbild und nicht als Manifestation der chronischen Form.

Bei einigen Patienten mit einem chronischen oder akuten Lupus erythematodes wurden auch Tumoren festgestellt. Insgesamt konnten wir Angaben über 24 derartige publizierte Fälle zusammenstellen.

Pathogenese

Allgemein wird angenommen, daß beim Lupus erythematodes aus bisher unbekannten Gründen Antikörper (7-S-Gamma-Globuline = LE-Faktor) gegen körpereigene Nukleoproteide (DNS, Histon) gebildet werden (BODE und KORTING 1970; SCHETTLER, 1970; BURCKHARDT, 1972).

Einen möglichen Zusammenhang zwischen Neoplasie und Kollagenose wurde am Beispiel mehrerer Hypothesen diskutiert: LANSBURY (1953) wies auf einen bisher noch unbekannten hyaluronidaseähnlichen Stoff hin, der — durch den Tumor produziert — in den Kreislauf gelangt und die Lupusveränderungen hervorrufen soll. Einen antigenen Prozeß als unmittelbare Ursache hielt er dagegen für weniger wahrscheinlich. Nach Ansicht von BEICKERT (1958a) sind die Tumoren für die Bildung der Antikörper verantwortlich, die die Kollagenose hervorrufen. Er diskutierte 3 Möglichkeiten:

1. Die Neoplasien produzieren zum Beispiel durch autolytischen Zerfall Antigene, die zur Produktion von Antikörpern gegen das Tumorgewebe und gleichzeitig auch gegen gesunde Zellen stimulieren (overlapping reaction).
2. Da besonders häufig Neoplasien in einem Gewebe beobachtet wurden, das an der Antikörperproduktion beteiligt ist, wurde der Verdacht auf eine abwegige Antikörperproduktion in einem dieser Tumoren geäußert.

3. Die Tumoren geben toxische Stoffwechselprodukte ab, die auf ein bestimmtes Gewebe einwirken, so daß es antigen wirksam wird und die Antikörperbildung induziert.

CAMMARATA et al. (1963) hielten es für wahrscheinlich, daß es bei lymphatischen Malignomen in Folge von somatischen Mutationen zu einer Vermehrung von lymphatischen oder anderen immunkompetenten Zellen kommt („forbidden clones": BURNET, 1962). Diese Zellen sollen sowohl für die Entwicklung der Neoplasie als auch für die Bildung der Antikörper verantwortlich sein. HOWQUA und MACKAY (1963), die über 2 Patienten mit malignen Lymphomen und Lupus erythematodes berichteten, stellten folgende Hypothese zur Diskussion:

1. Die auftretenden Autoantikörper werden durch die Zellen des Neoplasmas selbst gebildet.
2. Die Entwicklung des Lymphoms führt zu einer Schwäche der homöostatischen Kontrolle in dem betroffenen lymphatischen Gewebe und es kommt als Folge zu einem vermehrten Wachstum der Zellen, die Antikörper bilden.
3. Auf Grund einer germinativen oder somatischen Mutation kommt es zu einer gesteigerten Vermehrung abnormaler antikörperbildender Zellklone (forbidden clones), die gegen körpereigenes Gewebe gerichtet sind.

DEATON und LEWIN (1967) diskutierten die Möglichkeit, daß die Kollagenerkrankung und die lymphatischen Veränderungen eine Manifestation auf dieselbe Störung darstellen, da beide Erkrankungen gleichzeitig auf bestimmte therapeutische Maßnahmen reagieren, z. B. auf Kortikoide, Immunsuppressiva oder auf eine Strahlentherapie. Dabei könnte es sich um eine genetisch bedingte, angeborene oder erworbene Störung des Immunsystems handeln, die zu einem ungestörten Wachstum pathologisch veränderter Zellen führt.

In Verbindung mit der Beschreibung einer Patientin mit einem Dysgerminom im Ovar stellten KAHN und Mitarbeiter (1966) zwei Hypothesen auf: Bei den antikörperproduzierenden Zellen könnte es sich um Zellen des Tumorgewebes oder um Zellen des ortsständigen infiltrierten Gewebes handeln. Ferner könnte auch das Tumorgewebe eine immunologische Reaktion des Körpers hervorrufen.

Bei Thymomen werden neben der bekannten Myasthenia gravis auch andere Erkrankungen — wie zum Beispiel eine Myokarditis — beobachtet. Den bei derartigen Fällen beobachteten LE-Test hielt FUNKHOUSER (1961) für eine falschpositive Reaktion, wie sie auch bei anderen Leiden (z. B. bei rheumatischer Arthritis, bei aktiver chronischer Hepatitis, nach medikamentöser Allergie) vorkommt.

Der Thymus spielt eine Rolle bei der Entwicklung normaler immunologischer Reaktionen. Dementsprechend müßte man bei Veränderungen dieses Organs auch mit immunologischen Fehlreaktionen — unter anderem mit Autoimmunerkrankungen — rechnen (LARSSON, 1963; BURNET, 1962; BURNET und MACKAY, 1962). In diesem Sinne wären auch die Beobachtungen von MACKAY und DE GAIL (1963) zu deuten, die bei LE-Patienten Veränderungen in den germinativen Zentren des Thymus beobachteten.

Die Schwierigkeiten bei der Deutung der Rolle des Thymus bei einer LE-Erkrankung kommen bei dem von ALARCON-SEGOVIA et al. (1963) beschriebenen

Fall deutlich zum Ausdruck: Bei 2 Patientinnen hatte man 3 bzw. 6 Jahre nach operativer Entfernung des Thymus wegen Myasthenia gravis einen Lupus erythematodes diagnostiziert. Hier stellt sich nun die Frage, ob man die Ursache der Kollagenerkrankung in einem anderen immunaktiven Gewebe suchen muß.

Pathologische Anatomie

Der nur durch Hautveränderungen charakterisierte *chronische discoide Lupus erythematodes* beginnt mit der Entwicklung roter, scharf begrenzter, wenig infiltrierter, in der Regel 1 bis 2 cm im Durchmesser großer Herde (gelegentlich wesentlich größer!), die bevorzugt im Bereich der unbedeckten Partien des Gesichts (Nasenrücken, Wange, Stirn) und der Handrücken auftreten (Tab. 20).

Tabelle 20. *Lokalisation der Hautveränderungen beim Lupus erythematodes (7 ausgewertete Fälle)*

Lokalisation der Hautveränderungen	Anzahl
Gesicht	5
Arme	3
Hände	2
generalisiert	2
Nacken	1
Schulter	1
Rücken	1
Leiste	1
Beine	1

Diese Affektionen können sich weiter ausbreiten und konfluieren. Auf diese Weise entstehen die so typischen schmetterlingsförmigen Veränderungen über Nasenrücken und Wangen (Abb. 20). Später treten eine feine Schuppung und follikuläre Hyperkeratosen auf. Nach einigen Monaten neigen diese Herde zu einer zentralen Vernarbung und Atrophie mit Depigmentation und Teleangiektasien, während die Randpartien weiter entzündliche Veränderungen und Schuppungen aufweisen. Seltenere Lokalisationen sind Mundschleimhaut, behaarter Kopf (Alopecie), Ohren und Nasenflügel (mutilierende Defekte).

Histologisch findet man zunächst in den unteren Schichten der Epidermis und im Bereich des Koriums vorwiegend perivaskuläre lymphozytäre Infiltrate (Abb. 21). Weiter erkennt man eine Verbreiterung des Stratum corneum sowie starke Verhornungen der Follikelmündungen. Im weiteren Krankheitsverlauf kommt es zu einer Atrophie der Hautschichten, Untergang von Haaren, Schweiß- und Talgdrüsen, Veränderungen des elastischen Gewebes und Hyalinisierung kollagener Fasern in den tieferen Koriumschichten (TIO, 1971; BURCKHARDT, 1972).

Beim *akuten, disseminierten Lupus erythematodes* können die Hautveränderungen weniger ausgeprägt sein oder auch fehlen, im Gegensatz zu der Organmanifestation, die im Vordergrund steht. Besonders häufig findet man eine Beteiligung der Gelenke (Arthralgien und Polyarthritiden mit deutlicher Gelenk-

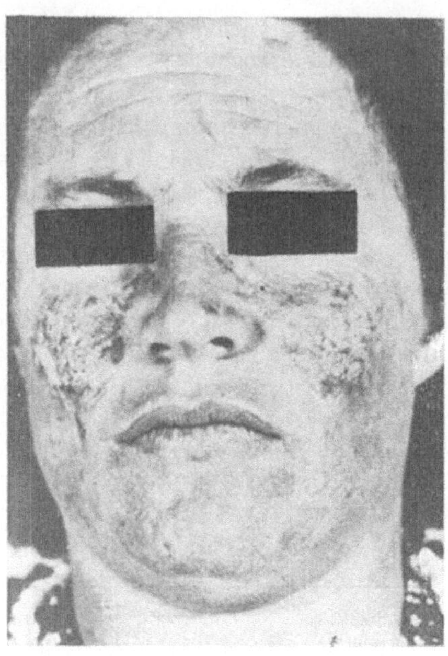

Abb. 20. Chronischer discoider Lupus erythematodes mit schmetterlingsförmiger Hautveränderung.

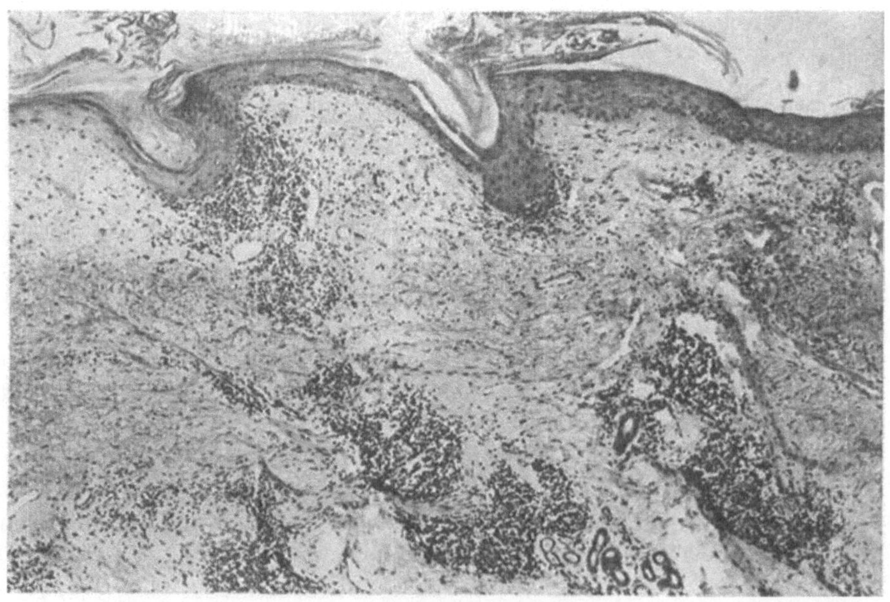

Abb. 21. Chronischer Lupus erythematodes. Ausgeprägte, zum Teil pfropfartige Hyperkeratose, Atrophie des Stratum spinosum, hydropische Degeneration des Stratum basale und chronische entzündlich-zellige Infiltration, besonders in der Umgebung der Hautanhangsgebilde. HE-Fbg., 50fache Vergrößerung.

schwellung), des Herzens (Perikarditis, Myokarditis, Endokarditis — Libman
Sachs), der Nieren (Glomerulonephritis), des Gastrointestinaltraktes, des Nerven-
systems, der Pleura, der Lungen, des lymphatischen und blutbildenden Systems
(SCHETTLER, 1970).

Tumoren sind sowohl beim chronischen als auch beim akuten disseminierten Lupus
erythematodes beschrieben worden. Hier sollen nur die von den Hautveränderungen unabhängigen Geschwülste aufgezählt werden. Tumoren im Bereich der Narben eines Lupus
erythematodes bleiben dagegen unberücksichtigt. Sie sind ausführlich von UHLMANN und
SCHAMBYE (1934), PRINGLE (1900), RYAN (1947), JACOBSON und ANNAMUNTHODO (1958)
sowie von HOLZMAN (1953) beschrieben worden. Die in der älteren Literatur erwähnten
Stachelzellkarzinome und Basaliome im Bereich der LE-Narben sind möglicherweise
Folge der angewandten Therapie (lokale Röntgenbestrahlung, Thorium X, Radium, UV-
Licht); andere Fälle müssen als „Narbenkrebse" gedeutet werden.

Klinisches Bild

Die Diagnose eines Lupus erythematodes bei Patienten mit Neoplasien kann
nicht in allen Fällen mit genügender Sicherheit gestellt werden (KOUGH und
BARNES, 1964), denn falsch positive LE-Reaktionen können bei verschiedenen
Erkrankungen auftreten (HOWQUA und MACKAY, 1963; FUNKHOUSER, 1961;
SCHETTLER, 1970). Entscheidend für die Diagnose eines paraneoplastischen Lupus
erythematodes ist daher nicht nur eine positive LE-Reaktion, sondern das Vorliegen des klinisch-histopathologisch- und immunhistochemischen Vollbildes.

Das Alter von 18 untersuchten Patienten mit einem paraneoplastischen Lupus
erythematodes lag zwischen 20 und 67 Jahren, im Durchschnitt betrug es 48
Jahre. Frauen waren fast zweimal häufiger befallen als Männer (6 ♂: 11 ♀).

Unter den Neubildungen wurden besonders häufig maligne Lymphome
(11 Fälle) und viszerale Geschwülste (13 Fälle) diagnostiziert (Tab. 21). Auf Grund
der Angaben von 16 publizierten Fällen läßt sich feststellen, daß bei 8 Patienten
der Lupus erythematodes vor dem Tumor, bei 4 gleichzeitig und bei weiteren
4 Patienten erst nach der Neoplasie festgestellt wurde.

Tabelle 21. *Lokalisation der Tumoren beim Lupus erythematodes*
(24 ausgewertete Fälle)

Lokalisation der Tumoren	Anzahl
1. Organtumoren	
Thymus	8
Kehlkopf	1
Pleura	1
Ovar	1
Hoden	1
2. Doppeltumoren	
Kolon + Mamma	1
3. Myelo-lymphoproliferative Erkrankungen	
Morbus Hodgkin	4
akute myeloische Leukämie	2
Lymphosarkom	2
Retikulosarkom	2
akute lymphatische Leukämie	1

9.3. Lungentumoren bei Sklerodermie

Die Frage, ob die Sklerodermie als paraneoplastische Dermatose (oder Tumor-
syntropie) eines malignen viszeralen Tumors zu deuten ist, wird von den meisten
Autoren abgelehnt (Abb. 22, 23). So konnten weder SCHUERMANN (1951), noch
TUFANELLI und WINKELMANN (1961) bei der Auswertung von 600 bzw. 727
Sklerodermiefällen gehäuft maligne Tumoren feststellen.

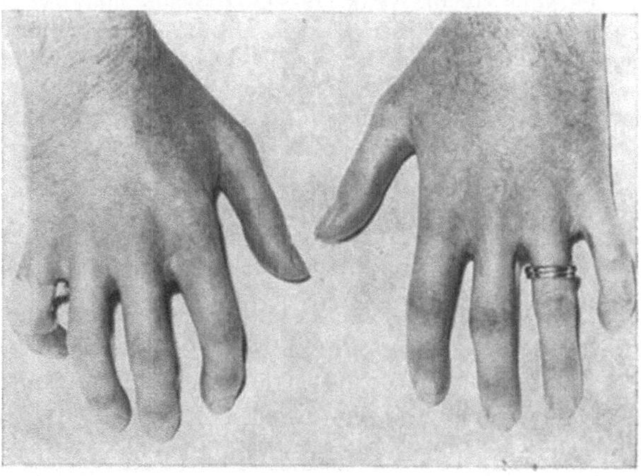

Abb. 22. Sklerodermie. Straff gespannte, atrophische Haut mit Beugekontraktur der Finger
(Sklerodaktylie).

HOLZMANN (1971) stellte aus mehreren Sammelstatistiken 52 Tumoren unter
1546 Sklerodermiekranken zusammen. Das Alter der an dieser Dermatose
erkrankten Patienten schwankte zwischen 20 und 73 Jahren, das der Krebspatienten zwischen 30 und 83 Jahren. Frauen waren 4mal häufiger befallen als
Männer. Zu den häufigsten nachgewiesenen Tumoren zählte an erster Stelle das
Lungenkarzinom, es folgten Karzinome der Haut, Mamma, Uterus, Ösophagus
und Magen. Auffallend häufig wurde das sonst selten vorkommende Alveolar-
zellkarzinom diagnostiziert. Auffällig auch, daß es bei Frauen 12mal häufiger
als bei Männern beobachtet wurde.

Mehrere Autoren sind der Meinung, daß bei der Sklerodermie die Lungentumoren zwar
häufiger vorkommen, aber lediglich die maligne Entartung einer präkanzerösen, sklero-
dermiebedingten Lungenveränderung darstellen (ausführliche Diskussion und Literaturangaben bei HOLZMANN, 1971). Nach Ansicht von COLLINS und Mitarbeitern (1958) entwickelte sich das Karzinom über folgende Tumorprogression: Sklerodermie → Lungen-
fibrose → Wabenlunge → Alveolarzellmetaplasie → Lungenkarzinom. In diesem Sinne
ist auch die Beobachtung zu deuten, daß nur bei 4 Fällen der Tumor vor der Sklerodermie
diagnostiziert wurde.

9.4. Pankreastumoren beim Pfeifer-Weber-Christian-Syndrom

Beim Pfeifer-Weber-Christian-Syndrom handelt es sich um eine nicht-eitrige, knoten-
förmige, in Schüben verlaufende Panniculitis. Bevorzugt befallen sind Frauen im Alter von
10 bis 60 Jahren. Die Knötchen sind im Unterhautfettgewebe lokalisiert, bei obduzierten

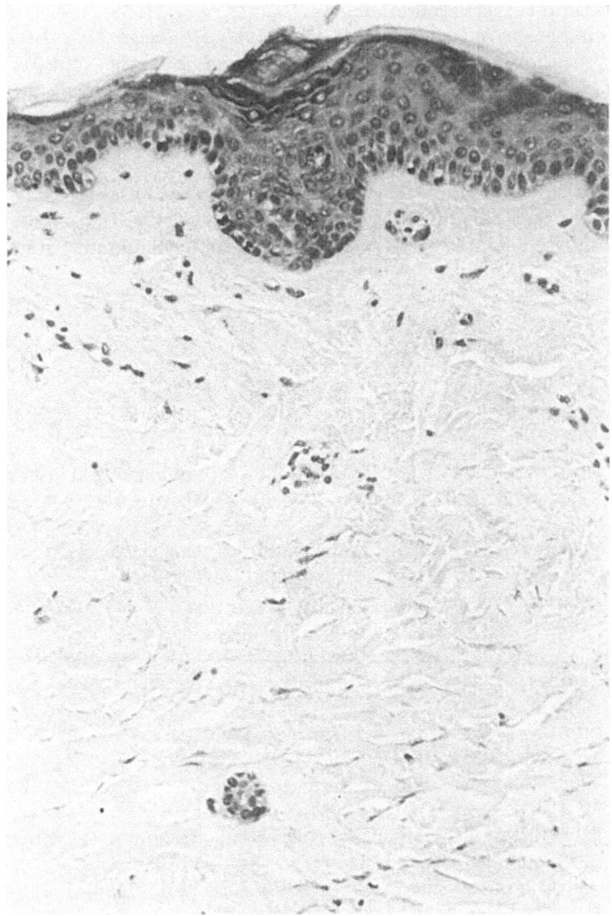

Abb. 23. Sklerodermie der Haut. Vermehrung der kollagenen Fasern im Cutis- und Sub-
cutisbereich mit Atrophie der Epidermis und der Hautanhangsgebilde (unten im Bild eine
eingeschlossene Schweißdrüse). HE-Fbg., 80fache Vergrößerung.

Patienten konnte aber auch ein Befall des Fettgewebes der inneren Organe festgestellt
werden.

Die kausale Pathogenese dieser Panniculitis ist nicht bekannt. Diskutiert werden
mehrere Ursachen, wie z. B. traumatische Einwirkungen, Infektionen, allergische Reaktionen und Stoffwechselstörungen. GRACIANSKY (1967) konnte neben einem eigenen Fall 12
weitere aus der Literatur zusammenstellen, bei denen neben dem Pfeifer-Weber-Christian-
Syndrom ein Pankreaskarzinom vorlag. Bei weiteren 24 Fällen kam als mögliche Ursache
der Fettgewebsnekrosen eine Pankreatitis in Frage.

9.5. Bronchuskarzinome bei Pachyperiostiodermie

Die Pachydermia plicata mit hypertrophischer Pachyperiostose ist im Schrifttum unter
zahlreichen anderen Bezeichnungen bekannt (so z. B. als „Osteodermatopathia hypertrophiante" oder als „Ostéoarthropathie hypertrophiante pneumique mit Hautverände-

rungen". Siehe ausführliche Beschreibung bei CASTEX et al. (1950). Die Hautveränderungen wurden 1906 von JADASSOHN beschrieben. Auf UNNA (1906) geht die Bezeichnung „Cutis verticis gyrata" zurück. Der makroskopische Befund ist recht typisch: Die Hautoberfläche zeigt tiefe Furchen in einer starren Haut. Histologisch zeigt die Epidermis eine geringradige Atrophie mit Hyper- und Parakeratose. Das darunterliegende Corium weist eine Kollagenfaservermehrung und Hyperplasie der Talgdrüsen auf. Auch das benachbarte subkutane Fettgewege ist mäßiggradig sklerosiert.

Bei der Pachyperiostiodermie liegt — neben den erwähnten Hautveränderungen — eine osteoperiostale Hypertrophie vor. Diese Kombination von Haut- und Periostveränderungen ist von CASTEX und Mitarbeitern (1950) in Zusammenhang mit Bronchuskarzinomen beschrieben worden.

Literatur

ALARCON-SEGOVIA, D., GALBRAITH, R., MALDONADO, J., HOWARD, F. M.: Systemic lupus erythematosus following thymectomy for myasthenia gravis. Report of 2 cases. Lancet II, 662—665 (1963).

ALEXANDER, S., FORMAN, L.: Dermatomyositis and carcinoma. A case report and immunological investigation. Brit. J. Derm. 80, 86—89 (1968).

ANDERSON: Zit bei DOWLING, G. B. (1955).

ANDREEV, V. C., ZLATKOV, N. B.: Systemic lupus erythematosus and neoplasia of the lymphoreticular system. Brit. J. Derm. 80, 503—508 (1968).

APLAS, V.: Zur Klinik, Pathogenese und Histologie der Dermatomyositis. Arch. Derm. Syph. (Berl.) 199, 1—9 (1954).

ARUNDELL, F. D., WILKINSON, R. D., HASERICK, I. R.: Dermatomyositis and malignant neoplasm in adults. A survey of twenty years experience. Arch. Derm. (Chic.) 82, 772—775 (1960).

ATSMAN, A., SHIBOLET, S., KESSLER, E.: Dermatomyositis associated with malignancy: a report of 2 cases. Israel Med. J. 18, 120—127 (1959).

BALLESTERO, L. H.: The treatment of dermatomyositis with ACTH. Rev. Asoc. Med. Argent. 67, 361 (1953).

BATSCHWAROV, B., MINKOV, D.: Dermatomyositis and carcinoma. A study based on an 18 year follow-up in Bulgaria. Brit. J. Derm. 80, 84—85 (1968).

BECK, P.: Myelomatosis presenting as dermatomyositis. Brit. Med. J. I, 747—748 (1968).

BEER, P. de, ROTH, L., WERTENSCHLAG, J.: Dermatomyosite aigue 2 ans après exérèse d'un néoplasme du sein suivie de radiothérapie, apparemment non métastatique. Bull. Soc. franc. Derm. Syph. 69, 345—348 (1962).

BEHRMAN, S., FORMAN, L.: Dermatomyositis. Proc. Roy. Soc. Med. 32, 1575—1577 (1939).

BEICKERT, A.: Autoimmunologische Komplikationen bei neoplastischen Erkrankungen. Ärzt. Wschr. 13, 438—442 (1958a).

BEICKERT, A.: Zur Aetiologie, Pathogenese und Therapie der Dermatomyositis. Med. Klin. 53, 1257—1261 (1958b).

BERG, R. L.: Cabot case. Weekly clinopathological exercises. New Engl. J. Med. 245, 822—825 (1951).

BERGOUIGNAN, A.: Dermatomyositis. J. Med. Bordeaux 124, 59 (1974).

BERNARD, J.: Complete remissions in acute leukemia. Israel J. Med. Sci. I, 1316—1322 (1965).

BERTHOUD, E., MARTIN, E.: La fréquence des tumeurs malignes dans la dermatomyosite et les autres collagénoses. Schweiz. med. Wschr. 89, 953—955 (1959).

BEZECNY, R.: Dermatomyositis. Arch. Derm. Syph. (Berlin) 171, 242—251 (1935).

BLOM-IDES, C.: Zur Klinik und Pathogenese der Dermatomyositis. Hautarzt 3, 211—213 (1952).

BLUEFARB, S. M., WALK, S., GIGLI, I.: Dermatomyositis. Remission following surgery for carcinome of the uterus. Arch. Derm. (Chic.) 83, 168—169 (1961).

BODE, H. G., KORTING, G. W.: Haut- und Geschlechtskrankheiten. Stuttgart: G. Fischer. 1970.

BORDA, J. M.: Dermatomyositis. Rev. Asoc. Med. Argent. 67, 755—758 (1953).

BOUTON, J., MENDOZA, O., RAVERA, J. J.: Dermatomiositis y cancer pulmonar. Thorax 2, 417—434 (1953).

BRAVERMAN, I. M.: Skin signs of systemic disease. Philadelphia—London—Toronto: W. B. Saunders. 1970.

BRUNNER, M. J., LOBRAICO, R. V., JR.: Dermatomyositis as an index of malignant neoplasm: report of a case and review of the literature. Ann. Int. Med. 34, 1269—1273 (1951).

BURCKHARDT, W.: Atlas und Praktikum der Dermatologie und Venerologie. München—Berlin—Wien: Urban u. Schwarzenberg. 1972.

BURNET, F. M., MAC KAY, I. R.: Lymphoepithelial structures and autoimmune disease. Lancet II, 1030—1033 (1962).

BURNET, H.: Role of the thymus and related organs in immunity. Brit. Med. J. 2, 807—811 (1962).

CABRÉ, J.: Dermatomyosite aiguë au cours de l'évolution d'un melanome malin généralisé. Bull. Soc. franc. Derm. Syph. 68, 846—849 (1961).

CALDWELL, I. W.: A dermatomyositic symptom-complex associated with malignant disease. Brit. J. Cancer 9, 575—581 (1955).

CALVERT, H. T., NEALE, E. J. E.: Dermatomyositis following treatment of cancer. Postgrad. med. J. (London) 41, 371—373 (1965).

CAMMARATA, R. J., RODNAN, G. P., JENSEN, W. N.: Systemic rheumatic disease and malignant lymphoma. Arch. Int. Med. 111, 330—337 (1963).

CASTAING, R., SOURREIL, P., GILLARDEAU, G., BEYLOT, C.: Dermatomyosite aigue et épithélioma du sein. Bull. Soc. franc. Derm. Syph. 76, 225—226 (1969).

CASTEX, M. R., MAZZEI, E. S., SCHAPOSNIK, F.: Pachydermia plicata mit hypertrophischer Pachyperiostose (Pachyperiostiodermie). Ihr Auftreten bei broncho-pulmonalen Karzinomen. Schweiz. med. Wschr. 80, 25—28 (1950).

CHAMBERLAIN, M. J., WHITTAKER, S. R. F.: Hashimoto's disease, dermatomyositis, and ovarian carcinoma. Lancet I, 1398—1399 (1963).

CHRISTIANSON, H. B., BRUNSTING, L. A., PERRY, H. O.: Dermatomyositis. Unusual features, complications and treatment. Arch. Derm. (Chic.) 74, 581—589 (1956).

CHURCH, R. E., CRANE, W. A. J.: A cutaneous syndrome associated with islet-cell carcinoma of the pancreas. Brit. J. Derm. 79, 284—286 (1967).

COBURN, J. G.: Dermatomyositis with bronchial neoplasm. Brit. J. Derm. 71, 397—398 (1959).

COLLINS, D. H., DARKE, C. S., DOOGE, O. G.: Scleroderma with honeycumb lungs and bronchiolar carcinoma. J. Path. Bact. 76, 531—537 (1958).

COPEMAN, P. W. M., ALEXANDER, S.: Dermatomyositis. Adenocarcinoma of male breast. Detection of antibodies to the neoplasm in the serum. Proc. Roy. Soc. Med. 60, 183—185 (1967).

CORTES, F. M., MORRIS, C. E., HUTTER, R. V. P.: Polymyositis. Observations in three cases. Amer. J. Med. Sci. 243, 77—85 (1962).

COTTEL, C. E.: Dermatomyositis and malignant neoplasm. Amer. J. Med. Sci. 224, 160—168 (1952).

CROFT, P. B., WILKINSON, M.: The incidence of carcinomatous neuromyopathy in patients with various types of carcinoma. Brain (London) 88, 427—434 (1965).

CROFT, P. B., WILKINSON, M.: Carcinomatous neuromyopathy. Its incidence in patients with carcinoma of the lung and carcinoma of the breast. Lancet (London) I, 184—188 (1963).

CURTIS, A. C., BLAYLOCK, H. C., HARRELL, E. R., ARBOR, A.: Malignant lesions associated with dermatomyositis. J. Amer. Med. Ass. 150, 844—846 (1952).

CURTIS, A. C., HECKAMAN, J. H., WHEELER, A. H.: Study of the autoimmune reaction in dermatomyositis. J. Amer. Med. Ass. 178, 571—573 (1961).

DEATON, J. G., LEWIN, W. C.: Systemic lupus erythematosus and acute myeloblastic leukemia. Arch. Intern. Med. 120, 345—348 (1967).

DEEP, W. D., FRAUMENI, J. F., TASHIMA, C. K., MCDIVITT, R.: Leukoencephalopathy and dermatomyositis in Hodgkin's disease. Arch. intern. Med. 113, 635—640 (1964).

DEGOS, R., LORTAT-JACOB, ET., DELORT, J.: Dermatomyosites. Stade leucodérmique précédant le stade poikilodermique. Bull. Soc. franc. Derm. Syph. 60, 53—55 (1953).

DEGOS, R., DELORT, J., KAUFMANN, P.: Dermatomyosite suraigue à éléments bulleux et hémorragiques avec cancer de l'estomac révélé à l'autopsie. Bull. Soc. franc. Derm. Syph. **65**, 254—256 (1958).

DELMAS-MARSALET, Y., LEDUC, M., LERCHE, B., GOUDEMAND, M.: Tumeur du thymus et lupus érythémateux disséminé. Etude anatomoclinique et considérations physio-pathologiques. Press. Méd. **77**, 821—823 (1969).

DENNY-BROWN, D.: Primary sensory neuropathy with muscular changes associated with carcinoma. J. Neurol. Neurosurg. Psychiat. **11**, 73—87 (1948).

DOSTROVSKY, A., SAGHER, F.: Dermatomyositis and malignant tumour. Brit. J. Derm. **58**, 52—61 (1946).

DOWLING, G. B.: Scleroderma and dermatomyositis. Brit. J. Derm. **67**, 275—290 (1955).

DUVERNE, J., BONNAYME, R., MOUNIER, R.: Dermatomyosite de type Petges-Jacobi et cancer génital. J. Méd. (Lyon) **35/829**, 601—605 (1954).

DUVERNE, J.: Dermatomyosite du type Wagner-Unverricht avec aspect initial de lupus érythémateux associé à un cancer gastrique latent. S. de Méd. Lyon **36**, 569 (1955).

DUVERNE, J., PLATHEY, J.: Dermatomyosite et cancer. J. Méd. (Lyon) **38/907**, 859—898 (1957).

DUVERNE, J., PRUNIERAS, M., BONNAYME, R.: Dermatomyosite aigue survenue au cours de radiothérapie pour cancer du sein. Bull. Soc. franc. Derm. Syph. **64**, 201—204 (1957).

FIRMAT, J., LIPSETT, M. B.: Cancer and dermatomyositis. Cancer **11**, 63—66 (19558).

FLECK, F.: Beitrag zur Behandlung der Dermatomyositis. Derm. Wschr. **122**, 787—788 (1950).

FORMAN, L.: Skin manifestation of malignant disease with special reference to vascular changes and dermatomyositis. Brit. Med. J. **2**, 911—914 (1952).

FORMAN, L.: Dermatomyositis in a patient with past history of carcinoma of the ovaries. Brit. J. Derm. **64**, 65—66 (1952).

FRENGER, W., SCHÜTZ, E.: Zur klinischen Symptomatologie der Dermatomyositis. Dtsch. med. Wschr. **84**, 2234—2236 und 2239—2245 (1959).

FUNKHOUSER, J. W.: Thymoma associated with myocarditis and the L.E.-cell phenomenon. New Engl. J. Med. **264**, 34—36 (1961).

GARROD, O.: Dermatomyositis and bronchial carcinoma. Proc. Roy. Soc. Med. **52**, 307—309 (1959).

GASCARD, E., REGIS, M., MOULARD, J.-C., MULLER, G.: Dermatomyosite et leucémie myéloide. Marseille Méd. **106**, 329—331 (1969).

GENNARO, A. R., BACON, H. E.: Dermatomyositis and associated lesions of the gastro-intestinal tract. Dis. Colon Rect. **12**, 256—260 (1969).

GOLDNER, R.: Carcinoma developing in lupus erythematosis scar. South. med. J. **62**, 733—734 (1969).

GOOD, R. A.: The first conference on the thymus. University of Minnesota, Minneapolis. Nord Med. **69**, 634 (1963).

GOTTRON, H.: Dermatomyositis. Zbl. Haut- und Geschlechtskrankheiten **66**, 289—290 (1941).

GRACE, J. T., DAO, T. L.: Dermatomyositis in cancer: A possible etiological mechanism. Cancer **12**, 648—650 (1959).

GRACIANSKY, P. DE: Weber-Christian syndrome of pancreatic origin. Brit. J. Derm. **79**, 278—283 (1967).

GRAYEB, H.: Dermatomiositis y neoplasia visceral. Ref. in Zbl. Haut- und Geschlechts-krankheiten **95**, 254 (1956).

HADIDA, E., COULIER, L.: Dermatomyosite et cancer du rectum. Bull. Soc. franc. Derm. Syph. **74**, 92—93 (1967).

HALPRIN, K., WOODBURY, L.: Dermatomyositis. Arch. Derm. Syph. (Chic.) **90**, 110 (1964).

HARMAN: Zit. bei SIGUIER, F. (1960).

HARVEY, A. M., SHULMAN, L. E., TUMULTY, P. A., CONLEY, C. L., SCHOENRICH, E. H.: Systemic lupus erythematosus: Review of the literature and clinical analysis of 138 cases. Medicine (Baltimore) **33**, 291—437 (1954).

HAUSER, W.: Die Dermatomyositis — ein segmental reflektorisches Krankheitsbild. Z. Haut- u. Geschl.-Kr. **43**, 589—600 (1968).

HAXTHAUSEN, H.: Dermatomyositis. Nord. Med. **23**, 1752—1753 (1944).

HEGEWALD, G., HAGEMANN, H.: Dermatomyositis und neoplastische histioplasmozytäre Retikulose. Z. Inn. Med. **21** 471—475 (1966).

HEGGLIN, R., SIEGENTHALER, W.: Maligne Tumoren bei Dermatomyositis. Schweiz. Z. Tuberk. **16**, 205—221 (1959).

HELLIER, F. F.: Zit. bei SCOTT, O. L. S. (1956).

HOLZMAN, I. N.: Chronic discoid lupus erythematosus complicated by superimposed squamous cell carcinoma. Arch. Derm. **68**, 209—212 (1953).

HOLZMANN, H., HERZ, E.: Die Beziehungen zwischen Dermatomyositis und malignen Tumoren. Ärzt. Forsch. **23**, 335—348 (1969).

HOLZMANN, H.: The relationship between progressive scleroderma, dermatomyositis and cancer. In: Cutane paraneoplastische Syndrome (HERZBERG, J., Hrsg.). Stuttgart: G. Fischer. 1971.

HOWQUA, J., MACKAY, I. R.: L.E. cells in lymphoma. Blood **22**, 191—198 (1963).

ISEMEIN, L., PAYAN, H., REDON, M., THOUVENY, F.: Dermatomyosite associée à un cancer de l'ovaire. Presse Méd. **67**, 1901—1902 (1959).

ISING, U.: Dermatomyositis and carcinoma. Acta med. Scand. **159**, 1—5 (1957).

JACOBSON, F. S., ANNAMUNTHODO, H.: Squamous cell carcinoma arising in discoid lupus erythematosus. Dermatologica **117**, 455—459 (1958).

JADASSOHN, J.: Eine eigentümliche Furchung, Erweiterung und Verdickung am Hinterkopf. IX Kongreß der deutschdermatologischen Gesellschaft, Bern, 8, 452 (1906).

JADASSOHN, W., PAILLARD, R., HUNZIER, N., LOZERON, H., MAGGIORA, A.: Dermatomyosite et adenocarcinome de l'appendice. Dermatologica **137**, 294 (1968).

JAEGER, H.: Dermatomyosite et cancer viscéral. Ann. Derm. Syph. **81**, 283 (1954).

JORDAL, R.: Dermatomyositis and tumor. Danish med. Bull. (Kbh.) **4**, 196—199 (1957).

JORGENSEN, K. S.: Dermatomyositis. Acta path. microbiol. scand. **21**, 897 (1944).

JUSTIN-BESANCON, L., LAMOTTE, M., GRIVAUX, M., LAMOTTE-BARRILLON, S., DELAVIERRE, P., BODIN, F., BQNQ, P., LAMY, P.: L'association dermatomyosite—cancer. Sem. Hop. Paris **38**, 1992—1998 (1962).

KAHN, M. F., RYCKEWAERT, A., CANNAT, A., SOLNICA, J., DESEZE, S.: Systemic lupus erythematosus and ovarian dysgerminoma: Remission of the systemic lupus erythematosus after extirpation of the tumor. Clin. exp. Immunol. **1**, 355—359 (1966).

KATZ, A., DIGBY, J. W.: Malignant melanoma and dermatomyositis. J. Canad. Med. Ass. **93**, 1367—1369 (1965).

KELLOG, D. R., TALLEY, R. W.: Concurrent dermatomyositis and metastatic breast carcinoma: case report. Henry Ford Hosp. Med. Bull. **14**, 405—409 (1966).

KORTING, G. W.: Dermatomyositis. In: Haut- und Geschlechtskrankheiten (BODE, H. G., KORTING, G. W., Hrsg.), S. 569—570. Stuttgart: G. Fischer. 1970a.

KORTING, G. W.: Lupus erythematodes. In: Haut- und Geschlechtskrankheiten, (BODE, H. G., KORTING, G. W., Hrsg.), S. 570—574 Stuttgart: G. Fischer. 1970b.

KOUGH, R. H., BARNES, W. T.: Thymoma associated with erythroid aplasia, bullous skin eruption and the (lupus erythematosus) cell phenomenon; report of a case. Ann. Int. Med. **1**, 308—315 (1964).

KREYSEL, H. W., UMLAND, H. P., KIMMIG, J.: Katamnestische Untersuchungen zum Themenkreis der Krebssyntropie bei der Dermatomyositis und Sklerodermie. Med. Welt **27**, 419—425 (1976).

KUBICKS, S., ZAJACZKOWSKA, W.: A clinical syndrome: Malignant neoplasm associated with dermatomyositis. Pol. Arch. Med. Wewnet **27**, 1539—1549 (1957).

LANE, C. W.: Dermatomyositis. Sth. Med. J. (Bgham. Ala.) **31**, 287—294 (1938).

LANSBURY, J.: Collagen disease complicating malignancy. Ann. Rheum. Dis. **12**, 301—305 (1953).

LARSSON, O.: Thymoma and systemic lupus erythematosus in the same patient. Lancet **II** 665—666 (1963).

LAUGIER, P., BIA, M., LENYS, R.: Dermatomyosite de Wagner-Unverricht avec cancer viscéral. Bull. Soc. franc. Derm. Syph. **66**, 827—830 (1959).

O'LEARY, P. A., WAISMAN, M.: Dermatomyositis, a study of forty cases. Arch. Derm. Syph. **41**, 1001—1019 (1940).

LE COULANT, TEXIER, MALEVILLE, BEYLOT, DENEF: Dermatomyosite et dysembryome de l'ovaire. Bull. Soc. franç. Derm. Syph. **71**, 639—642 (1964).

LEE, S. L.: Clinical experiences with the L. E. cell test. J. Mt Sinai Hosp. **22**, 74—78 (1955).

LINSER, K.: Dermatomyositis bei Kollumkarzinom. Derm. Wschr. **138**, 90 (1958).

LIPMAN, M. P., TOBER, J. N.: Peripheral manifestations of visceral carcinoma. Gastro-enterology **16**, 188—193 (1950).

LOMBARDO, F., FERRARI, G.: Su un caso di dermatomyosite associato a neoplasia esofagea. Minerva Med. **59**, 3727—3730 (1968).

LUGT, L. VAN DER: Dermatomyositis. Acta dermato-venereol. (Stockh.) **32**, 27—39 (1952).

MACKAY, I. R. DE GAIL P.: Thymic "germinal centres" and plasma cells in systemic lupus erythematosus. Lancet **II**, 667 (1963).

MC COMBS, R. P., MC MAHON, H. E.: Dermatomyositis associated with metastasing bronchogenic carcinoma. A clinical-pathological conference. M. Clin. N. Amer. **31**, 1148—1162 (1947).

MEIREN, L. VAN DER, LAMBERT, P., SCHEIN, COFFE, P.: Dermatomyosite accompagnée de paralysie oesophagienne succtédant à un carcinome du sein. Arch. belges Derm. Syph. **12**, 199 (1956).

MONTES, L. F., LASCANO, E. F., ALVA, O., DORESKI, F., MAZZINI, M. A.: Dermatomyo-sitis and bronchogenic carcinoma. Arch. Derm. (Chic.) **87**, 637—640 (1963).

MORIN, M., GRAVELEAU, J., AILLET, J.: Dermatomyosites et autres syndrome musculaires paranéoplasiques. Bull. Soc. Med. Hôp. Paris **76**, 1115—1125 (1960).

MOSORA, N., OLTEASSU, L.: Paraneoplastic dermatomyositis. Viata Med. **17/21**, 999—1002 (1970).

MÜLLER, J., HRABAL, A., KUNKOVA, A., VILCKOVA, I.: Über die symptomatische Der-matomyositis und Ichthyosis beim Malignom. Z. ges. inn. Med. **22**, 344—347 (1967).

PASCHER, F.: Dermatomyositis. In: Hb. der Haut- und Geschlechtskrankheiten (JADASSOHN, J., Hrsg.), Erg.-Werk, Bd. 2/2, S. 523—549. Berlin—Göttingen—Heidelberg: Springer. 1963.

PEARSON, C. M.: Diagnosis and treatment of polymyositis. Geriatrics **19**, 484—495 (1964).

PEARSON, C. M.: Polymyositis. Ann. Rev. Med. (Stanford) **17**, 63—82 (1966).

PICK, W.: Dermatomyositis. Arch. Derm. Syph. (Berl.) **173**, 302—310 (1935).

PORTWICH, F.: Dermatomyositis and tumor. Internist **6**, 225—234 (1965).

PRINGLE, J. J.: Multiple epithelioma developing upon lupus erythematosus. Brit. J. Derm. **12**, 1 (1900).

QUIROGA, M. I., BOTTRICH, H.: Dermatomyositis and visceral cancer. J. Amer. med. Ass. **142**, 1028 (1950).

RALLISON, M. L., CARLISLE, J. W., LEE, R. E., JR., VERNIER, R. L., GOOD, R. A.: Lupus erythematosus andStevens-Johnsonsyndrome. Occurrence as reactions to anticonvulsant medication. Amer. J. Dis. Child. **101**, 725—738 (1961).

RAPOPORT, A. H., OMENN, G. S.: Dermatomyositis and malignant effusions: Rare mani-festations of carcinoma of the prostate. J. Urol. (Baltimore) **100**, 183—187 (1968).

RIMBAUD, P., PASSOUANT, P.: Dermatomyosite et cancer du foie. Rev. neurol. (Paris) **95**, 392—396 (1956).

ROHDE, B.: Zur Klinik der Dermatomyositis. Derm. Wschr. **151**, 1402—1403 (1965).

ROHDE, B., JÄNNER, M.: Beitrag zur Dermatomyositis im Kindesalter. Hautarzt **18**, 56—61 (1967).

ROWLAND, L. P., SCHNECK, S. A.: Neuromuscular disorders associated with malignant neoplastic disease. J. Chron. Dis. **16**, 777—795 (1963).

RYAN, C.: Epithelioma complicating lupus erythematosus. Brit. Med. J. **2**, 334—335 (1947).

SAVILL, A.: Zit. bei BEHRMAN, S. (1939).

SCHERBEL, A. L.: Connective tissue disease and carcinoma of the prostate treated with estrogens. Cleveland Clin. Quart. **27**, 49—57 (1960).

SCHETTLER, G.: Innere Medizin. Stuttgart: G. Thieme. 1970.

SCHUERMANN, H.: Zur Klinik und Pathogenese der Dermatomyositis (Polymyositis). Arch. Derm. Syph. (Berl.) **178**, 414—468 (1939).

SCHUERMANN, H.: Maligne Tumoren bei Dermatomyositis und progressiver Sklerodermie. Arch. Derm. Syph. **192**, 575—582 (1951).

Scott, O. L. S.: Dermatomyositis with malignant disease. Proc. Roy. Soc. Med. **49**, 423 (1956).

Serrano, J., Fayos, J. S., de Sagarminoza, J.: Dermatomiositis sintomàtica de cancer del pulmoń. Rev. Clin. Esp. **62**, 322—329 (1956).

Sheard, Ch., Jr.: Dermatomyositis. Arch. Intern. Med. **88**, 640—658 (1951).

Sheard, Ch., Jr., Knoepfler, P. T.: Dermatomyositis and the incidence of associated malignancy. Arch. Derm. (Chic.) **75**, 224—227 (1957).

Sheldon, J. H., Young, E., Dyke, S. C.: Acute dermatomyositis associated with reticulo-endotheliosis. Lancet I, 82—84 (1939).

Siguier, F., Bétourne, Cl., Bonnet de la Tour, J., Niret, M.: Dermatomyosite et tumeur maligne de l'ovaire. Bull. Soc. Méd. Hôp. Paris **73**, 144 (1957).

Siguier, F., Bétourne, C., Massias, P., Godeau, P.: L'association polymyosite-cancer. Sem. Hôp. Paris **36**, 794—805 (1960).

Silverstein, A., Doniger, D. E.: Neurologic complications of myelomatosis. Arch. Neurol. (Chic.) **9**, 534—544 (1963).

Simpson, J. R.: Dermatomyositis. Proc. Roy. Soc. Med. **46**, 288—290 (1952).

Simpson, J. R.: Dermatomyositis. Brit. J. Derm. **65**, 280—281 (1953).

Smith, C. K., Cassidy, J. T., Bole, G. G.: Type I dysgamma-globulinemia, systemic lupus erythematosus and lymphoma. Amer. J. Med. **48**, 113—119 (1970).

Stertz, G.: Polymyositis. Berl. klin. Wschr. **53**, 489 (1916).

Stewart, T. W.: Dermatomyositis with alveolar cell carcinoma. Acta derm.-venereol. (Stockh.) **44**, 118—121 (1964).

Szodoray, L.: Über Muskelveränderungen bei einigen Dermatosen. Hautarzt **15**, 294—299 (1964).

Texier, L., Tamisier, J. M., Geniaux, M., Gauthier, O.: Dermatomyosite aiguë para-néoplasique. Bull. Soc. franc. Derm. Syph. **76**, 226 (1969).

Thiers, H., Vachon, R., Fayolle, J., Levrat, R.: Syndrome clinique de lupus érythé-mateux subaigu déclenché par un mésothélium pleural. Bull. Soc. franc. Derm. Syph. **68**, 529—530 (1961).

Thiers, H., Moulin, G., Fayolle, J., Tuaillon, J.: Dermatomyosite aiguë révélatrice d'un Hodgkin sarcome. Bull. Soc. franc. Derm. Syph. **76**, 354—355 (1969).

Thies, W.: Beitrag zur Frage Dermatomyositis und Neoplasma. Derm. Wschr. **135**, 292 bis 302 (1957).

Thomas, E. W.: Zit. bei Dowling, G. B. (1955).

Tio, H. T.: L. E. as a para-neoplastic syndrome. In: Cutane paraneoplastische Syndrome (Herzberg, J. J., Hrsg.), Stuttgart: G. Fischer. 1971.

Tuffanelli, D. L., Winkelmann, R. K.: Systemic scleroderma. A clinical study of 727 cases. Arch. Derm. (Chic.) **84**, 359—371 (1961).

Uhlmann, E., Schambye, G.: Lupus erythematosus und Carcinom. Arch. Derm. Syph. (Berl.) **170**, 500—510 (1934).

Unna, P. G.: Cutis verticis gyrata. Mschr. prakt. Derm. **45**, 227—233 (1906).

Wainger, C. K., Lever, W. F.: Dermatomyositis: Report of three cases with postmortem observations. Arch. Derm. Syph. **59**, 196—208 (1949).

Williams, R. C., Jr.: Dermatomyositis and malignancy: a review of literature. Ann. intern. Med. **50**, 1174—1181 (1959).

Williams, R. T.: Carcinoma of bronchus with hyponatriamia and dermatomyositis. Brit. med. J. **1**, 233—236 (1963).

Wilson, E., Finley, A. G., Killingbach, M.: Triple primary carcinomata of rectum breast, and transverse colon associated with dermatomyositis. Brit. Med. J. **2**, 80—83 (1965).

Wolf, A., Wilens, S. L.: Dermatomyositis. Amer. J. Path. **12**, 235—247 (1936).

Wüstenberg, H.: Zur Kenntnis der Dermatomyositis. Zbl. allg. Path. **86**, 97—103 (1950).

Zarafonetis, C. J. D., Curtis, A. C., Gulick, A. E.: Use of paraaminobenzoic acid in dermatomyositis and scleroderma. Report of 6 cases. Arch. Int. Med. (Chic.) **85**, 27—43 1950).

Zezschwitz, K. A. von: Kasuistischer Beitrag zur Dermatomyositis und Karzinom. Derm. Wschr. (Leipzig) **138**, 1377—1385 (1958).

10. Stoffwechselstörungen

10.1. Porphyria cutanea tarda

Begriffsbestimmung

Die Erkrankungen, die mit einer Störung im Porphyrinstoffwechsel einhergehen, umfassen (KUSKE, 1963; LEVER, 1963; MUSGER, 1970a, b):

A. Erythropoetische Porphyrien, die wahrscheinlich rezessiv bedingt sind und mit einer fehlerhaften Synthese des Hämoglobins in einem Teil der Normoblasten im Knochenmark einhergehen. Zu diesem Krankheitsbild zählen folgende Untergruppen:

   1. Porphyria congenita (GÜNTHER)
   2. Protoporphyria congenita (KOSENOW und TREIBS)
   3. Koproporphyria congenita (HEILMEYER)

B. Hepatische Porphyrien, die Folge einer Störung im Leberstoffwechsel sind. Als Sonderformen kommen vor:

   1. Porphyria hepatica variegata (WALDENSTRÖM)
   2. Porphyria acuta intermittens (WATSON)
   3. Porphyria cutanea tarda (WALDENSTRÖM)

Bei den Porphyrien A. liegt eine vermehrte Bildung von Proto- und Koproporphyrin vor. Bei der akuten intermittierenden Porphyrie handelt es sich um eine Störung der Porphyrinsynthese mit Bildung großer Mengen von Porphobilinogen und kleinen Mengen von Porphyrinen, während die Porphyria cutanea tarda durch eine Synthesestörung mit Bildung großer Mengen von Porphyrinen gekennzeichnet ist. Die Porphyria hepatica variegata und die Porphyria acuta intermittens treten familiär gehäuft auf. Auch bei der Porphyria cutanea tarda sollen hereditäre Faktoren möglicherweise eine Rolle spielen. Ferner kommen sie gehäuft bei Neoplasien, insbesondere bei Lebertumoren vor (WALDENSTRÖM und HAEGER-ARONSEN (1963).

Pathogenese

Sowohl die Pathogenese der Porphyria cutanea tarda als auch ihr möglicher Zusammenhang mit einem Tumor sind noch ungeklärt. Verschiedene Hypothesen werden diskutiert.

Es wird angenommen, daß die Störung im Porphyrinstoffwechsel der Leber zwar hereditär bedingt sei, klinisch aber erst nach vielen Jahren zur Manifestation kommt. Ein unspezifischer Leberschaden könnte als auslösender Faktor in Frage kommen: So zum Beispiel chronische Lebererkrankungen, Schädigungen der Leber durch exogene Noxen (Arsen, Alkohol, Blei) oder Medikamente (IPPEN, 1961; WALDENSTRÖM und HAEGER-ARONSEN, 1963; SCHIRREN et al., 1966; HEILMEYER, 1969). Für eine familiäre Belastung spricht die Beobachtung von HOLZMANN et al. (1966), die bei 5 von 15 an Porphyria cutanea tarda erkrankten Patienten eine angeborene Deuteroanomalie feststellten.

Es werden auch erworbene bzw. symptomatische Formen der Porphyria cutanea tarda diskutiert. In diesem Fall soll eine toxische Schädigung (Alkohol, Medikamente, „Zivilisationsgifte") der Leberzellen zu den beobachteten Porphyrinsynthesestörungen und den hervorgerufenen Hautveränderungen führen (CAM und NIGOGOSYAN, 1963; WALDENSTRÖM und HAEGER-ARONSEN, 1964; BECKER, 1965). Die Beziehungen zwischen dem gestörten Porphyrinstoffwechsel der Leber und den beobachteten Hautveränderungen sind noch unklar. Da nur dem Licht ausgesetzte Hautareale verändert sind, muß man annehmen, daß es sich um eine photodynamische Reaktion handelt. Es ist möglich, daß in der Haut abgelagerte Uroporphyrine endogene Photosensibilisatoren darstellen. Die Überempfindlichkeit gegenüber mechanischen Reizeinwirkungen bleibt jedoch ungeklärt (MUSGER, 1970a).

IPPEN (1961) diskutierte die Möglichkeit, daß durch Licht pathologische Stoffe in der Haut freigesetzt und es erst sekundär zu einem pathologischen Leberstoffwechsel kommen würde. Ungeklärt ist auch der Zusammenhang der Tumoren, die bei einer Porphyria cutanea tarda beobachtet wurden.

TIO et al. (1957) berichteten über eine 80 Jahre alte Frau mit einem Leberadenom und erhöhten Koproporphyrin- und Uroporphyrin-Werten, die sich nach operativer Entfernung des Tumors wieder normalisierten. Die Untersuchung des Tumorgewebes ergab einen erhöhten Gehalt an Porphyrinen gegenüber dem geschwulstfreien Leberparenchym. Dies würde bedeuten, daß die Porphyrie durch veränderte Syntheseleistung des Tumorgewebes selbst bedingt war.

DENK und HOLZMANN (1969) hielten es auch für möglich, daß spezifische, durch den Tumor gebildete Proteine, im Sinne einer Enzyminduktion die Porphyria cutanea tarda hervorrufen könnten. Bei einem Patienten mit einem Spinaliom an der Ohrmuschel und einem Prostatakarzinom ist die Stilben-Therapie als Ursache der Porphyrie heute als gesichert anzusehen.

Pathologische Anatomie

Die Porphyria cutanea tarda ist durch das Auftreten von Blasen in einer dem Licht und mechanischen Reizen ausgesetzten Haut gekennzeichnet (Abb. 24). Schon relativ leichte Traumen (Stoß oder Scheuerung) können zur Ausbildung von ovalen oder rundlichen im Durchmesser 0,5 bis 1,5 cm großen Blasen führen. Der Inhalt dieser nicht eingedellten Blasen kann wasserklar, gelblich oder hämorrhagisch sein (MUSGER, 1970a, b). Nach Erosion der Blasen entwickeln sich bräunliche, fest anhaftende Krusten (Abb. 25). Bei der Abheilung entstehen flache Narben oder mit der Zeit sich selbst zurückbildende Milien, die aus subepithelialen zwiebelschalenartig angeordneten Hornkugeln bestehen.

Weitere Zeichen einer Porphyria cutanea tarda sind Atrophien sowie sklerodermieartige Veränderungen einzelner Hautbezirke, besonders im Bereich der Wangen und des Nackens (LEVER, 1963). Hyperpigmentierungen — vorwiegend an belichteten Hautarealen — können diffus oder umschrieben fleckig oder netzförmig von bräunlichroter, schwarzbrauner, zuweilen livid-zyanotischer Farbe sein. Hypertrichosen sind im Gesicht und an den Unterschenkeln beobachtet worden (KUSKE, 1963; WÜST et al., 1963).

Histologisch finden sich subepidermale Blasen. Die gelegentlich intraepidermal vorkommende Lage der Blasen wird durch eine Regeneration der Epidermis am Blasenboden erklärt. Die Papillen können ödematös geschwollen sein und zotten-

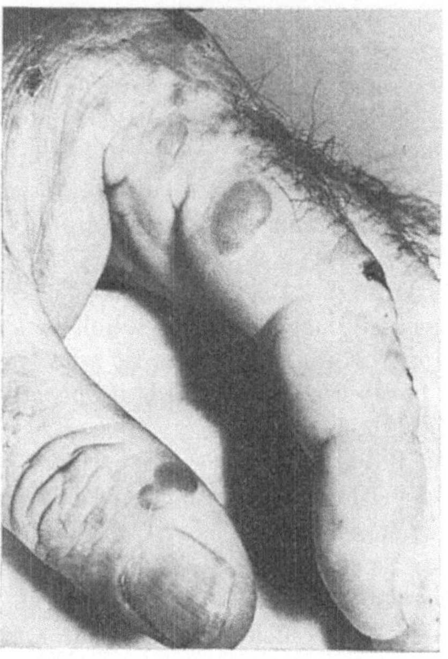

Abb. 24. Porphyria cutanea tarda. Große Blasen in der Licht- und Trauma-exponierten Haut.

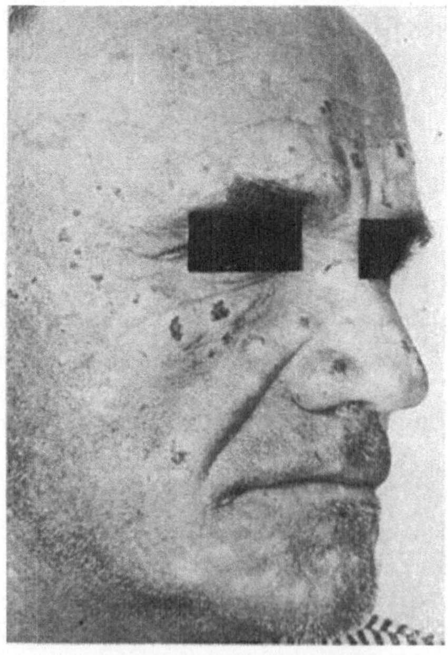

Abb. 25. Porphyria cutanea tarda. Multiple Hautdefekte nach Platzen der Blasen.

artig in die Blasenhöhlung hineinragen. Entzündliche Infiltrate im Korium sind nur vereinzelt beschrieben worden. Dagegen scheinen degenerative Veränderungen des subepidermalen Bereiches (herdförmiger Verlust der Anfärbbarkeit der elastischen Fasern und Verquellung der kollagenen Fibrinbündel mit Störung der dermo-epidermalen Verbindung) typisch zu sein (KLOSTERMANN und RITZENFELD, 1963; LEVER, 1963).

Klinisches Bild

Aus der Literatur wurden 5 Fälle von einer Porphyria cutanea tarda mit Tumor zusammengestellt. Das Alter der betroffenen Patienten war überraschend hoch: Es schwankte zwischen 61 und 81 Jahren, während die Porphyria cutanea tarda ohne Tumoren meist kurz nach dem 40. Lebensjahr und bevorzugt bei Männern auftritt (LEVER, 1963). Bei diesen 5 Fällen handelte es sich um jeweils ein Karzinom der Leber und der Gallenblase, um die Metastase eines unbekannten Primärtumors sowie um 2 Doppeltumoren (Leber und Larynx sowie Ohrmuschel und Prostata).

Genaue Angaben über die Lokalisation und den Zeitpunkt des Auftretens der Hautveränderungen liegen nur bei 2 Fällen vor: Bei einem 80 Jahre alten Mann, bei dem 3 Jahre nach der Feststellung eines Prostatakarzinoms und 3 Monate nach der Diagnose eines Spinalioms der Ohrmuschel, blasenartige Veränderungen im Gesicht und an den Händen auftraten (DENK und HOLZMANN, 1969). Bei dem 2. Fall handelte es sich um eine 80 Jahre alte Frau mit einem Hepatom. Bei ihr wurden Neoplasie und Hautveränderungen an Gesicht und Händen gleichzeitig festgestellt (TIO et al., 1957).

Literatur

BECKER, F. T.: Porphyria cutanea tarda induced by estrogens. Arch. Derm. (Chic.) **92**, 252—256 (1965).

BREHM, G., HOLZMANN, H.: Quantitative Bestimmungen der Bluteiweiße, speziell des Transferrins und des Haptoglobins, bei der Porphyria cutanea tarda. Klin. Wschr. **42**, 283—286 (1964).

CAM, C., NIGOGOSYAN, G.: Acquired toxic porphyria cutanea tarda due to hexachlorobenzene. J. Amer. med. Ass. **183**, 88—91 (1963).

DENK, R., HOLZMANN, H.: Der Dermatologische Fall. XLI. Paraneoplastische Porphyria cutanea tarda. Med. Welt **20**, 1446—1447 (1969).

HAMMINGA, H.: Lichtdermatose, ondet Het Beeld Van Hidroa Vacciniformia, op Grond Van Intestinale Gezwel Vorming Porphyrinurie. Nederl. Tijdschr. Geneesk. **95**, 696—700 (1951).

HEILMEYER, L.: Porphyria cutanea tarda. Münch. med. Wschr. **111**, 905 (1969).

HOLZMANN, H., DENK, R., CULLMANN, B.: Porphyria cutanea tarda und Farbenblindheit. Klin. Wschr. **44**, 592—593 (1966).

HOLZMANN, H., DENK, R., MORSCHES, B.: Fermentbestimmungen in Erythrocyten von Kranken mit Porphyria cutanea tarda. Klin. Wschr. **47**, 112—114 (1969).

IPPEN, H.: Zur Pathogenese der Porphyria cutanea tarda. Arch. klin. exp. Derm. **212**, 467—494 (1961).

KECZKES, K., BARKER, D. J.: Malignant hepatoma associated with acquired hepatic cutaneous porphyria. Arch. Derm. **112**, 78—82 (1976).

KLOSTERMANN, G. F., RITZENFELD, P.: Über Porphyria cutanea tarda. Versuch einer pathogenetischen Betrachtungsweise auf Grund neuer histologischer Befunde. Arch. klin. exp. Derm. **216**, 373—390 (1963).

KLOTZ, H., KLOTZ, L., FRISCHAUF, H., SCHNACK, H.: Eisenkinetik bei Porphyria cutanea tarda. Dermatologica **137**, 97—106 (1968).

KUSKE, H.: Aktinische Dermatosen. In: Handbuch der Haut- und Geschlechtskrankheiten (JADASSOHN, J., Hrsg.), Erg.-Werk, Bd. 2/2. Berlin—Göttingen—Heidelberg: Springer. 1963.

LEVER, W. F.: Porphyrien. In: Handbuch der Haut- und Geschlechtskrankheiten (JADASSOHN, J., Hrsg.), Erg.-Werk, Bd. 3/1. Berlin—Göttingen—Heidelberg: Springer. 1963.

MUSGER, A.: Stoffwechsel- und Ablagerungskrankheiten der Haut. In: Haut- und Geschlechtskrankheiten (BODE, H. G., KORTING, G. W., Hrsg.), Bd. 2, S. 625—652. Stuttgart: G. Fischer. 1970a.

MUSGER, A.: Porphyrinkrankheiten. In: Haut- und Geschlechtskrankheiten (BODE, H. G., KORTING, G. W., Hrsg.), Bd. 2, S. 653—668. Stuttgart: G. Fischer. 1970b.

SCHIRREN, C., STROHMEYER, G., WEHRMANN, R., WISKEMANN, A.: Ergebnisse der Aderlaßbehandlung bei Porphyria cutanea tarda. Dtsch. med. Wschr. **91**, 1344—1349 (1966).

SCHMID, R., SCHWARTZ, S., WATSON, C. J.: Porphyrin content of bone marrow and liver in the various forms of porphyria. Arch. Intern. Med. **93**, 167—190 (1954).

TIO (TIONG HOO), LEIJNSE, B., JARRET, A., RIMINGTON, C.: Acquired porphyria from a liver tumour. Clin. Sci. **16**, 517—527 (1957).

WALDENSTRÖM, J.: The porphyrias as inborn errors of metabolism. Amer. J. Med. **22**, 758—773 (1957).

WALDENSTRÖM, J., HAEGER-ARONSEN, B.: Different patterns of human porphyria. Brit. Med. J. **II**, 272—276 (1963).

WALDENSTRÖM, J., HAEGER-ARONSEN, B.: Das klinische und biochemische Bild bei den verschiedenen Porphyrien. Münch. med. Wschr. **106**, 1333—1342 (1964).

WÜST, H., ARNOLD, W., HENNING, N.: Untersuchungen zur Stellung der Porphyria cutanea tarda im Rahmen der Leberkrankheiten. Münch. med. Wschr. **105**, 912—919 (1963).

11. Diskussion

11.1. Allgemeine Häufigkeit der Paraneoplasien

Angaben über die allgemeine Häufigkeit der kutanen paraneoplastischen Syndrome liegen nur für einige der besprochenen Dermatosen vor.

1. Die Acanthosis nigricans maligna (CURTH und ASCHNER, 1959, CURTH, 1964), die Akrokeratose (BAZEX und Mitarbeiter, 1965) und das Erythema gyratum repens (GAMMEL, 1952) sind bisher nur in Verbindung mit Neoplasien festgestellt worden und daher als „obligate Paraneoplasien" zu deuten.

2. Die Hypertrichosis lanuginosa acquisita wurde bis jetzt bei 9 Patienten beschrieben. Bei 2 Patienten bestand gleichzeitig ein Tumor (HERZBERG et al., 1968; CHADFIELD und KHAN, 1970).

3. Bei der Mucinosis follicularis sind in 10 bis 17% der beschriebenen Fälle Neubildungen beobachtet worden (PLOTNICK und ABBRECHT, 1965; DEGOS und BEUVE-MÉRY, 1966; EMMERSON, 1969). Etwas seltener, das heißt etwa bei 6% der Patienten, sind Geschwülste beim Erythema figuratum nachgewiesen worden (WHITE und PERRY, 1969).

Die Zahl der aus der Literatur zusammengestellten und ausgewerteten Fälle geht aus der folgenden Zusammenstellung hervor (siehe Tab. 22). Sie sind sicher nicht repräsentativ für die absolute Häufigkeit dieser Leiden, denn bekanntlich werden ja besonders seltene Krankheitsbilder bevorzugt publiziert.

Tabelle 22. *Relative Häufigkeit der kutanen Paraneoplasien*
(704 ausgewertete Fälle)

Paraneoplasie	Anzahl
1. Acanthosis nigricans maligna	205
2. Dermatomyositis	187
3. Mucinosis follicularis	56
4. Dermatitis herpetiformis	45
5. Ichthyosis acquisita	38
6. Pemphigoid	37
7. Tylosis palmaris et plantaris	33
8. Lupus erythematodes	24
9. Erythema figuratum	20
10. Akrokeratose	18
11. Erythema gyratum repens	15
12. Erythema exsudativum multiforme	14
13. Hypertrichosis lanuginosa	7
14. Porphyria cutanea tarda	5

11.2. Hautveränderungen bei Paraneoplasien

Kutane Paraneoplasien weisen gelegentlich eine bevorzugte Lokalisation auf. So z. B. sind bei der Akrokeratose besonders Nase, Ohren und Hände befallen. Die Tylosis palmaris et plantaris tritt an Händen und Füßen auf. Eine generalisierte Ausbreitung wird besonders beim Erythema gyratum repens und bei der Ichthyosis acquisita beobachtet. Bei den übrigen Dermatosen läßt sich keine bevorzugte Lokalisation nachweisen, insbesondere nicht bei der Porphyria cutanea tarda. Eine Mitbeteiligung der Schleimhaut und der Lippen wird gelegentlich bei der Acanthosis nigricans, beim Erythema exsudativum multiforme und beim Pemphigoid angegeben.

11.3. Tumoren mit kutaner paraneoplastischer Manifestation

Unter Berücksichtigung der Tumorlokalisation lassen sich die kutanen paraneoplastischen Syndrome in 2 Gruppen unterteilen:

1. Paraneoplasien vorwiegend bei viszeralen Tumoren: Akrokeratose, Erythema gyratum repens, Hypertrichosis lanuginosa acquisita, Porphyria cutanea tarda, Tylosis palmaris et plantaris, Acanthosis nigricans maligna, Pemphigoid, Dermatitis herpetiformis, Erythema exsudativum multiforme und Erythema figuratum.
2. Zu den kutanen Paraneoplasien, die bevorzugt mit malignen Lymphomen einhergehen, gehören die Mucinosis follicularis und die Ichthyosis acquisita.

Werden die Tumoren der publizierten Fälle nach ihrem histologischen Bild aufgeschlüsselt, dann ergibt sich folgende Verteilung: Bei 69% handelte es sich um epitheliale Geschwülste. 60% dieser Neubildungen wurden nur als „Karzinom" diagnostiziert, 24% waren Adenokarzinome, bei 6% handelte es sich um ein

Plattenepithelkarzinom. Die restlichen 10% umfaßten verschiedene andere Karzinomtypen und waren auf mehrere Organe verteilt. Besonders häufig lagen Karzinome im Magen (23%), in der Lunge (12%) oder in der Mamma (10%) vor. Die Geschwülste des retikulohistiozytären Systems machten 21% aller Tumoren aus. Dabei handelte es sich in den meisten Fällen um einen Morbus Hodgkin (33%), seltener um eine Mycosis fungoides (18%) oder eine Retikulose (9%).

10% aller Tumoren mit einer kutanen Symptomatik waren Sarkome innerer Organe, Adenome, Polypen, Keimzell-, Misch-, Gefäß-, Plazenta- oder Haut-Tumoren. Sicher gutartige Neubildungen waren nur 2 Fälle: Ein Zystadenom des Ovars und eine „gutartige Neoplasie" der Mamma.

Bei einigen kutanen Paraneoplasien konnte ein bevorzugter Organbefall durch einen Tumor festgestellt werden:

1. Bei 46% der Fälle mit Acanthosis nigricans maligna wurde ein Magenkarzinom nachgewiesen.
2. Im Zusammenhang mit der Akrokeratose wurden vorwiegend maligne epitheliale Tumoren der oberen Luft- und Verdauungswege diagnostiziert.
3. Von 15 Patienten mit einer Dermatitis herpetiformis wiesen 9 ein Malignom im Magen-Darm-Bereich und 6 eine Neoplasie in der Lunge auf.
4. Lungen- (24%), Mamma- (13%) und Uteruskarzinom (13%) traten vermehrt beim Pemphigoid auf.
5. Bei 4 von 5 publizierten Fällen mit Porphyria cutanea tarda wurden Metastasen oder Primärtumoren in der Leber festgestellt.
6. Maligne epitheliale Tumoren des Oesophagus wurden bei 30 von 33 Patienten mit einer Tylosis palmaris et plantaris nachgewiesen.
7. Unter den ausgewerteten Fällen mit einer Ichthyosis acquisita wurden bei 74% der Patienten ein Morbus Hodgkin und bei 12% ein Retikulosarkom beobachtet.
8. Bei der Mucinosis follicularis fällt das gehäufte Auftreten der Mycosis fungoides (49%) bzw. einer Retikulose (25%) auf.

11.4. Alters- und Geschlechtsverteilung der Patienten mit kutanem paraneoplastischem Syndrom

Das *Durchschnittsalter* der Patienten mit einem paraneoplastischen Syndrom konnte anhand von 704 publizierten und ausgewerteten Fällen ermittelt werden: Es beträgt 54,7 Jahre und entspricht somit dem Durchschnittsalter eines unausgewählten Tumorkollektivs. Die Patienten mit einer Mucinosis follicularis waren etwas jünger (im Durchschnitt 47 Jahre), die mit einer Porphyria cutanea tarda eindeutig älter (76 Jahre).

Bei 638 ausgewerteten Fällen konnten folgende Angaben zur *Geschlechtsverteilung* ermittelt werden: 324 (50,7%) waren Männer, 314 (49,3%) Frauen. Schlüsselt man die kutanen Paraneoplasien nach ihren verschiedenen Unterformen auf, dann ergeben sich deutliche Abweichungen: Die Akrokeratose wurde 18mal häufiger bei Männern diagnostiziert. Auch die Dermatitis herpetiformis und die Ichthyosis acquisita traten häufiger bei Männern auf. Eine Bevorzugung des weiblichen Geschlechts konnte lediglich beim Pemphigoid nachgewiesen werden.

11.5. Zeitliche Zusammenhänge zwischen Paraneoplasie und Neoplasie

Entsprechende Angaben aus der Literatur ließen sich bei 403 Fällen ermitteln. Danach traten bei 262 Patienten (64,9%) die paraneoplastischen Veränderungen vor dem Tumor auf, im Durchschnitt 21 Monate vorher. Bei 34 Patienten (8,4%) wurden Geschwulst und Paraneoplasie gleichzeitig diagnostiziert. Bei den restlichen 107 Fällen (26,7%) wurde die Neoplasie vor der Hautveränderung festgestellt, im Durchschnitt 16 Monate vorher. Vor dem Tumor wurden in der Regel die Acanthosis nigricans, die Akrokeratose, die Dermatitis herpetiformis, das Pemphigoid und die Tylosis palmaris et plantaris nachgewiesen. Bei den übrigen Neoplasien traten die Dermatose und der Tumor gleich häufig vor, nach oder simultan auf.

11.6. Pathogenese des paraneoplastischen Syndroms

Entsprechend der Begriffsbestimmung eines „paraneoplastischen Syndroms" sind die formal- und kausalpathogenetischen Zusammenhänge zwischen einem Tumor und bestimmten Dermatosen noch unbekannt. Bekannt sind lediglich die Wechselbeziehungen, das heißt die gegenseitigen Einflüsse auf die Ausbreitungs- und Verlaufsform der Dermatose und des Tumors, besonders unter Berücksichtigung der Tumortherapie. Als mögliche Ursachen der Paraneoplasie werden Störungen des sympathischen Nervensystems, Hypovitaminosen, Stoffwechselstörungen, Enzymdefekte, endokrine Veränderungen und besonders Autoimmunprozesse diskutiert. Letztlich sind auch Medikamente und Strahlen im Rahmen der Behandlung des Tumors oder der Dermatose zu berücksichtigen. Tumor und Dermatose können nach Ansicht einiger Autoren auch auf eine gemeinsame Ursache zurückgeführt werden.

11.7. Prognose der Tumoren mit einem kutanen paraneoplastischen Syndrom

Die Prognose eines kutanen paraneoplastischen Syndroms wird letztlich durch die Dignität, das heißt durch den Verlauf der Neoplasie bestimmt. Es ist bis jetzt nicht sicher bekannt, ob Tumoren mit oder ohne Paraneoplasien einen unterschiedlichen Verlauf aufweisen können. Auch die Prognose der Hautveränderungen hängt von dem Tumor ab, da in zahlreichen Fällen sich nach erfolgreicher Behandlung der Geschwulst eine wesentliche Besserung, gelegentlich sogar eine Heilung der Dermatose einstellt.

Literatur

BAZEX, A., SALVADOR, R., DUPRÉ, A., CHRISTOL, B.: Syndrome para-néoplasique à type d'hyperkératose des extrémités. Guérison après le traitment de l'épithélioma laryngé. Bull. Soc. franc. Derm. Syph. **72**, 182 (1965).

CHADFIELD, H. W., KHAN, A. U.: Acquired hypertrichosis lanuginosa. Trans. St. John's Hosp. derm. Soc. (London) **56**, 30--34 (1970).

CURTH, H. O., ASCHNER, B. M.: Genetic studies on acanthosis nigricans. Arch. Derm. **79**, 55--66 (1959).

CURTH, H. O.: Die Probleme der Acanthosis nigricans. Hautarzt **15**, 433—439 (1964).

DEGOS, R., BEUVE-MÉRY, M.: La mucinose folliculaire et ses rapports avec les hemoreti-culopathies malignes. Giorn. Ital. Derm. **107**, 663—674 (1966).

EMMERSON, R. W., Follicular mucinosis. A study of 47 patients. Brit. J. Derm. **81**, 395 bis 413 (1969).

GAMMEL, J. A.: Erythema gyratum repens. Skin manifestations in patient with carcinoma of breast. Arch. Derm. Syph. (Chic.) **66**, 494—505 (1952).

HERZBERG, J. J., POTJAN, K., GEBAUER, D.: Hypertrichosis lanuginosa (et terminalis) acquisita als paraneoplastisches Syndrom. Arch. klin. exp. Derm. **232**, 176—186 (1968).

PLOTNICK, H., ABBRECHT, M.: Alopecia mucinosa and lymphoma. Report of two cases and review of literature. Arch. Derm. (Chic.) **92**, 137—141 (1965).

WHITE, J. W., PERRY, H. O.: Erythema perstans. Brit. J. Derm. **81**, 641—651 (1969).

III. Tumorsyntropie – multiple Tumoren

12. Herpes Zoster

Begriffsbestimmung

Der Herpes zoster gehört zu der Gruppe der neurodermalen Viruserkrankungen. Im Jahre 1861 wies BÄRENSPRUNG auf mögliche Verbindungen zwischen entzündlichen Erkrankungen des Spinalganglions und Herpes zoster hin. Der Nachweis einer Virusinfektion wurde durch LIPSCHÜTZ (1932), PASCHEN (1933) und AMIES (1934) erbracht.

Man unterscheidet eine idiopathische, spontane, wie aus eigener Kraft auftretende Form (FEYRTER, 1954 a, b) sowie eine symptomatische Form im Zusammenhang mit anderen Grundleiden (z. B. Erkrankungen der Lungen, der Pleura, des Herzens, der Leber und der Gallenblase, des Magen-Darm-Traktes, fieberhafte Infekte, Intoxikationen, Trauma, Behandlung mit Zytostatika oder Kortikosteroide und nicht zuletzt auch Neoplasien (SCHUBERT, 1968; NASEMANN, 1963; MATRAS, 1954).

Auf die bekannten Zusammenhänge zwischen Varizellen und Herpes zoster soll hier nicht näher eingegangen werden (siehe NAUCK, 1969; MURTHY, 1958; HERZBERG, 1970). Das Auftreten des Herpes zoster oder der Varizellen hängt vom Immunstatus des Organismus ab. Befällt das *Varizellen-Zoster-Virus* einen nicht immunisierten Organismus, dann entwickelt sich das Bild der *generalisierten Varizellen-Infektion.* Liegt noch eine Teilimmunisierung von einer früheren Varizellenerkrankung vor, dann kommt es zu einem segmentalen Hautbefall, d. h. zum *Herpes zoster.* Dieser kann aber bei herabgesetzter Immunabwehr (z. B. bei schweren Allgemeinerkrankungen, nach Cortisontherapie, nach Immunsuppressiva oder bei geschwulstartigen Systemerkrankungen) generalisieren, so daß die Abgrenzung zwischen einer Varizellen-Infektion und einem *sekundär generalisierten Herpes zoster* sehr schwierig sein kann. Nach Ansicht von NASEMANN und Mitarbeitern (1973) sollte man von einem *generalisierten Herpes zoster* nur dann sprechen, wenn die primären, segmentgebundenen Hautveränderungen — trotz Generalisation — noch deutlich erkennbar sind. Die Varizelleninfektion zeigt bei Erwachsenen einen wesentlich schwereren Verlauf als bei Kindern (NISHIMURA, 1970; FELDMAN et al., 1975).

Pathogenese

Zusammenhänge zwischen Herpes zoster und Neoplasien lassen sich statistisch nachweisen. Nach einer Untersuchung von WRIGHT und WINER (1961), bei der die Krankengeschichten von 55279 Patienten ausgewertet wurden, konnten bei 113 Fällen ein Herpes zoster ohne Neoplasie und bei 34 Fällen diese Viruserkrankung im Zusammenhang mit einem Tumor nachgewiesen werden. Das gemeinsame Auftreten sowie die Wechselbeziehung zwischen Viruserkrankung und Neoplasie sind Gegenstand mehrerer Theorien. So wurde eine Aktivierung des Virus durch lokale tumorbedingte Reize, herabgesetzte Abwehr des Organismus (durch den Tumor selbst oder als Folge der Tumortherapie) diskutiert (PENDERGRASS und KIRSH, 1949; SHANBROM et al., 1960; HEINE, 1965; MERSELIS et al., 1964; MATRAS, 1954; GREENSTEIN und CAHN, 1955; ARNDT und BUTTENBERG, 1959; LEHMANN, 1966; VICH, 1966).

Kortison als Ursache der Aktivierung einer Viruserkrankung konnten SOKAL und FIRAT (1965) bei einem ihrer Patienten ausschließen. Die Frage, ob eine leukozytäre Infiltration in den Spinalganglien primär zu einer Aktivierung der Viren führt (HEINE, 1965) oder ob die Leukozyteninfiltrate als Folge der spezifischen lokalen Virusinfektion anzusehen sind (RAAB, 1962), kann zur Zeit noch nicht beantwortet werden.

Auf den möglichen Zusammenhang einer gestörten Immunreaktion bei Lymphomen und dem Herpes zoster wiesen mehrere Autoren hin: Wucherungen von immunologischen funktionslosen Lymphozyten bzw. Bildung von abartigen, unwirksamen Globulinen (siehe HOFFMANN, 1956; SHANBROM et al., 1960; NORDEN und SWAHN, 1961; MERSELIS et al., 1964; HEINE, 1965; SOKAL und FIRAT, 1965; EBNER und SÖLTZ-SZÖTS, 1966; MULLER, 1967). BUCHBINDER und SCHREINER (1961) und SOKAL und FIRAT (1965) beobachteten, daß die Verabreichung von Gammaglobulinen zu einer Besserung der Hautveränderungen führte, die nach Absetzen der Therapie wieder auftraten.

Pathologische Anatomie

Die Hautveränderungen beim Herpes zoster bestehen zuerst aus ödematös geschwollenen, hellroten, scharf begrenzten Flecken, die einen Durchmesser von 1,5 bis 2 cm erreichen. Im Zentrum dieser Herde bilden sich zunächst kleine, rote,

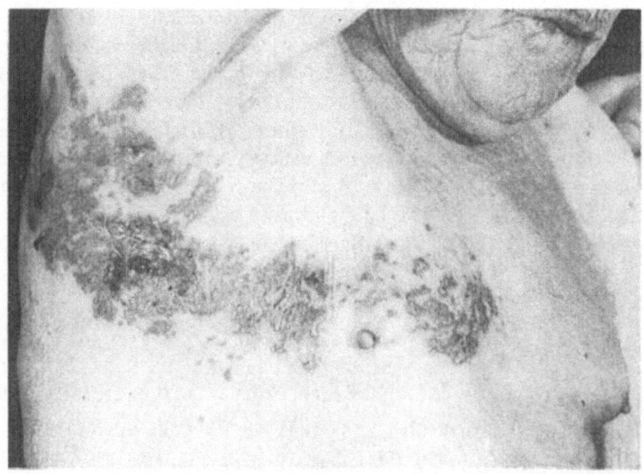

Abb. 26. Herpes zoster bei γ-Plasmozytom. Scharf begrenzte, gruppiert stehende Läsionen in einem thorakalen Hautsegment.

gruppiert stehende Papeln, die bald in Bläschen übergehen (Abb. 26). Der Inhalt dieser einkammerigen Bläschen besteht aus einer klaren, serösen, in seltenen Fällen hämorrhagischen Flüssigkeit, die innerhalb von 2 bis 3 Tagen eitrig trüb wird. Später trocknen sie ein, es kommt zur Krustenbildung und nach Austritt des Blaseninhaltes zur Schorfbildung. Nach etwa 2 bis 4 Wochen fallen Kruste bzw. Schorf ab und lassen einen noch längere Zeit bestehenden pigmentierten Fleck zurück. Narben werden nur in schweren Fällen beobachtet z. B. beim Zoster gangraenosus. Die beschriebenen Hautveränderungen verlaufen in Schüben (NASEMANN, 1963; HERZBERG, 1970).

Histologisch lassen sich die Erreger in den Hauteffloreszenzen in Form eosinophiler intranukleärer Einschlußkörper nachweisen (LIPSCHÜTZ, 1932). Die Veränderungen des Herpes zoster lassen sich nicht nur in Haut- und Nervengewebe, sondern auch in inneren Organen finden (KAPLAN und TULLY, 1953; GOODBODY, 1953; VAN DER MEIREN, 1954). Auf die besondere Bedeutung der Gefäßveränderungen — als mögliche primäre Ursache der Hautveränderungen — wiesen FEYRTER (1954a, b) und HERZBERG (1970) hin.

Klinisches Bild

Das Durchschnittsalter der Patienten mit einem Herpes zoster und einem malignen Tumor lag bei den ausgewerteten Fällen bei 50 Jahren. Dabei waren Frauen etwas häufiger befallen als Männer (im Verhältnis 1:1,5).

Die Inkubationszeit des Herpes zoster schwankt zwischen 4 und 20 Tagen. Daran schließt sich ein Prodromalstadium von 3 bis 5 Tagen Dauer an. Als typische Symptome werden in dieser Zeit Mattigkeit, Abgeschlagenheit, Krankheitsgefühl, Appetitlosigkeit, Erbrechen, Übelkeit und Fieber angegeben (NASEMANN, 1963; HERZBERG, 1970).

Bei den 97 Patienten, bei denen sich ein Herpes zoster in Verbindung mit einer Neoplasie entwickelt hatte, waren die Hautveränderungen wie folgt verteilt:

Kopfbereich		10
(Nervus trigeminus)	5	
(Nervus facialis)	2	
(Nervus opthhalmicus)	3	
Zervikale Nervensegmente		12
Thorakale Nervensegmente		39
Lumbale Nervensegmente		7
Sakrale Nervensegmente		5
Generalisiert		24

Diese Zusammenstellung zeigt die bevorzugte Beteiligung von Hautsegmenten des Thorax (etwa 40% der ausgewerteten Fälle).

Bei den im Zusammenhang mit einer Viruserkrankung diagnostizierten Tumoren (Tab. 23) handelte es sich um maligne Lymphome, in den meisten Fällen um Lymphogranulomatosen.

In der Regel wurde der Herpes zoster erst nach der Geschwulst beobachtet (90% der ausgewerteten Fälle). Bei den restlichen 10% der Patienten entwickelte sich die Viruserkrankung gleichzeitig oder bereits vor der Geschwulst.

Tabelle 23. *Lokalisation der Tumoren beim Herpes zoster*
(391 ausgewertete Fälle)

Lokalisation der Tumoren	Anzahl
1. Organtumoren	
Mamma	38
Lunge (Bronchien und Trachea)	9
Kolon	3
Niere	3
Magen	2
Haut	2
Ovar	1
Uterus	1
Prostata	1
Hoden	1
„Retroperitoneum"	1
Parotis	1
Knochen	1
Metastase eines unbekannten Tumors	1
2. Doppeltumoren	
Plasmozytom + chron. lymphatische Leukämie	1
3. Lympho- und myeloproliferative Erkrankungen	
Morbus Hodgkin	141
Lymphosarkom	56
chronische lymphatische Leukämie	44
Leukämie	36
chronische myeloische Leukämie	19
Plasmozytom	14
Retikulosarkom	3
lymphatische Leukämie	2
subakute myeloische Leukämie	2
akute myeloische Leukämie	2
chronische granulomatöse Leukämie	2
„subleukämische Leukämie"	1
Lympho-Retikulosarkom	1
„Lymphocytoma cutis"	1
„Dysglobulinämie"	1

Literatur

AMIES, C. R.: The elementary bodies of zoster and their serological relationship to those of varicella. Brit. J. exp. Path. **15**, 314—320 (1934).

ARNDT, J., BUTTENBERG, H.: Hinweise zur segmentalen Manifestation eines latenten Herpes zoster. Münch. med. Wschr. **101**, 1736—1737 (1959).

BÄRENSPRUNG (1861): Zit. bei NASEMANN, T. (1963).

BLODI, F. C.: Ophthalmic zoster in malignant disease. Amer. J. Ophthal. **65**, 686—688 (1968).

BOLGERT, M., POISSON, R., TINTHOIN, J. F., GAMBLIN, J.: Zone généralisé chez un sujet porteur de lympho-réticulo-sarcome. Bull. Soc. franc. Derm. Syph. **72**, 123—125 (1965).

BUCHBINDER, W., SCHREINER, H. E.: Behandlung von generalisiertem Zoster bei Leukämie. Z. Haut- u. Geschl.-Kr. **30**, 111—114 (1961).

CARRIÉRE: Herpes zoster. Zit. in: Arch. Derm. Syph. (Berl.) **37**, 308 (1896).

CHEATHAM, W. J.: The relation of heretofore unreported lesions to pathogenesis of herpes zoster. Amer. J. Path. **29**, 401—411 (1953).

DAHL, S.: Herpes zoster, speziell im Hinblick auf mögliche Ansteckungswege. Schweiz. med. Wschr. **79**, 436—438 (1949).

DIAMOND, H. D., WILLIAMS, H. M., CRAVER, L. F.: The pathogenesis and management of neurological complications of malignant lymphomas and leukemia. Acta Unio. Int. Cancer **16**, 831—841 (1960).

EBNER, H., SÖLTZ-SZÖTS, J.: Generalisierter Herpes zoster bei Morbus Hodgkin. Z. Haut- u. Geschl.-Kr. **41**, 85—90 (1966).

FELDMAN, S., HUGHES, W. T., DANIEL, C. B.: Varicella in children with cancer: Seventy-seven cases. Pediatrics **56**, 388—397 (1975).

FEYRTER, F.: Über das Problem des Zoster. Zbl. allg. Path. Anat. **91**, 279—301 (1954a).

FEYRTER, F.: Über das Wesen des Zoster. Virchows Arch. **325**, 70—89 (1954b).

FEYRTER, F., LUGER, A.: Über den Zellbestand eines eigenartigen cutanen sog. Lymphomes (Lymphozytomes). Z. Haut- u. Geschl.-Kr. **44**, 197—210 (1969).

GOODBODY, R. A.: The pathology of acute herpes zoster ophthalmicus. J. Path. Bact. **65**, 221—227 (1953).

GREENSTEIN, R. H., CAHN, M. M.: Generalized herpes zoster. Report of an unusual case associated with multiple myeloma. J. Albert Einstein Med. Center (Philad.) **4**, 33—37 (1955).

GROSSHANS, M. E.: Syndromes cutanés para-néoplasiques. Strasbourg Medical No 1, 74—85 (1966).

HEINE, K. M.: Zoster bei Leukose und Lymphogranulomatose. Münch. med. Wschr. **107**, 1038—1041 (1965).

HERZBERG, J. J.: Herpes zoster. In: Haut- u. Geschlechtskrankheiten (BODE, H. G., KORTING, G. W., Hrsg.), Bd. 1, S. 315—322. Stuttgart: G. Fischer. 1970.

HOFFMANN, K.: Zoster bei Leukämien. Lymphogranulomatose, Lymphosarkom und Plasmozytom. Münch. med. Wschr. **98**, 1693—1694 (1956).

HUTCHINSON, E. C., LEONARD, B. J., MAUDSLEY, C., YATES, P. O.: Neurological complications of the reticuloses. Brain **81**, 75—92 (1958).

KAPLAN, L., TULLY, J. B.: Visceral "viral" dissemination in a patient with bronchogenic carcinoma. Arch. Path. (Chic.) **56**, 312—322 (1953).

KEYENBURG, G. W.: Zoster und Leukämie. Z. Haut- u. Geschl.-Kr. **14**, 190—193 (1953).

KORTING, G. W., BRÖKELSCHEN, H. U.: Über eine pseudo-epitheliomatöse Hyperplasie auf Herpes-zoster-Narben bei einer Kranken mit chronischer Myelose. Med. Welt **26**, 306 bis 308 (1975).

LEHMANN, H.: Zoster generalisatus varicellosus bei chronischer lymphatischer Lymphadenose. Derm. Wschr. **152**, 819—823 (1966).

LEIGHEB, G.: Herpes zoster „generalisatus" in corso di leucemia linsoide cronica. Ref. in: Zbl. Haut- u. Geschl.-Kr. **123**, 105 (1967/68).

LIPSCHÜTZ, B.: Die Einschlußkrankheiten der Haut. In: Handbuch der Haut- und Geschlechtskrankheiten (JADASSOHN, J., Hrsg.), Bd. 2. Berlin: Springer. 1932.

MAS-Y-MAGRO, F.: Herpes zoster y leucemia. Zit. in Zbl. Haut- u. Geschl.-Kr. **121**, 578 (1966).

MATRAS, A.: Zoster generalisatus bei chronischer lymphatischer Leukämie. Wien. klin. Wschr. **66**, 733—735 (1954).

MEIREN, L. VAN DER: Knotige Panvascularitis im Verlauf eines Zoster. Arch. belges. Derm. **10**, 272 (1954).

MERSELIS, J. G., KAYE, D., HOOK, E. W.: Disseminated herpes zoster. Arch. Intern. Med. **113**, 679—686 (1964).

MULLER, S. A.: Association of zoster and malignant disorders in children. Arch. Derm. **96**, 657—664 (1967).

MURTHY, V. N. K.: Zoster. Indian J. Derm. **24**, 103 (1958).

NASEMANN, T.: Zoster. In: Handbuch der Haut- und Geschlechtskrankheiten (JADASSOHN, J., Hrsg.), Erg.-Werk, Bd. 4/2, S. 230—260. Berlin—Göttingen—Heidelberg: Springer. 1963.

NASEMANN, T., MENZEL, I., SCHAEG, G.: Generalisierte Varicellen bei Morbus Hodgkin. Licht- und elektronenoptische Beobachtungen. Hautarzt **24**, 530—535 (1973).

NAUCK, E. G.: Die Varicellen. Der Herpes Zoster. In: Die Infektionskrankheiten des Menschen und ihre Erreger (GRUMBACH, A., KIKUTH, W., Hrsg.), Bd. 2, S. 1273—1278. Stuttgart: G. Thieme. 1969.

NISHIMURA, K.: Leucémie et varicelle chez l'enfant. Méd. et Hyg. 28, 1520—1522 (1970).

NORDÉN, A., SWAHN, B.: Herpes zoster-varicellae in cases of leukemia. Acta med. Scand. 170, 339—349 (1961).

PASCHEN, E.: Elementarkörperchen im Bläscheninhalt bei Herpes zoster und Varicellen. Zbl. Bakt. 130, 190—193 (1933).

PENDERGRASS, E. P., KIRSH, D.: On the occurrence of herpes zoster in carcinoma of the breast. Amer. J. med. Sci. 217, 674—680 (1949).

RAAB, W.: Eine besondere klinische Verlaufsform des Morbus Hodgkin bei Herpes zoster. Z. Haut- u. Geschl.-Kr. 33, 77—84 (1962).

RAAB, W.: Herpes zoster als isomorpher Reizeffekt bei chronischer lymphatischer Leukämie. Arch. klin. exp. Derm. 218, 215—221 (1964).

SCHUBERT, H.: Die Zoster-Infektionserkrankung in Senium. Dtsch. Gesundh.-Wes. 23, 205—207 (1968).

SHANBROM, E., MILLER, S., HAAR, H.: Herpes zoster in hematologic neoplasias: some unusual manifestations. Ann. Intern. Med. 53, 523—533 (1960).

SOKAL, J. E., FIRAT, D.: Varicella-zoster infection in Hodgkin's disease. Clinical and epidermiological aspects. Amer. med. J. 39, 452—463 (1965).

THIERS, H., COLOMB, D., GATÉ, A., FAYOLLE, J., MIRAILLET, P.: Zona généralisé à forme viscérale chez un leucemique. Bull. Soc. franc. Derm. Syph. 67, 814—815 (1960).

VICH, Z.: Beitrag zum Vorkommen von Herpes zoster bei Patienten mit durch ionisierende Strahlen behandelten bösartigen Geschwülsten. Strahlentherapie 130, 198—204 (1966).

WRIGHT, E. T., WINER, L. H.: Herpes zoster and malignancy. Arch. Derm. (Chic.) 84, 242—244 (1961).

YUMOTO, T., KIKUCHI, M., KUSUNOKI, R., HIROKADO, K.: An autopsy case of herpes zoster generalisatus associated with leukemic lymphosarkomatosis. Ref. in: Haut- u. Geschl.-Kr. 118, 36 (1965).

13. Morbus Bowen und Tumoren der inneren Organe

Begriffsbestimmung

Im Jahre 1912 beschrieb BOWEN eine chronische Hautveränderung, die durch die Proliferation atypischer Epidermiszellen gekennzeichnet war. Die biologische Wertigkeit dieses Befundes ist heute noch umstritten: Die meisten Autoren deuten den Morbus Bowen im Sinne einer Präkanzerose bzw. eines sogenannten Carcinoma in situ. Dieses Krankheitsbild wird aber auch als echtes, allerdings noch auf die Epidermis beschränktes, Stachelzellenkarzinom angesehen, also um ein intraepidermales Stachelzellenkarzinom (LEVER und SCHAUMBURG-LEVER, 1975).

Pathogenese

Die Ursache des Morbus Bowen ist in den meisten Fällen nicht bekannt. Gehäuft wird diese Hautveränderung bei Patienten mit chronischer Arsenintoxikation beobachtet, besonders bei den berufs- und iatrogenbedingten Fällen (ROTH, 1956, 1957; THOMAS, 1972; PETRES und HAGEDORN, 1975; SCHMÄHL, THOMAS und AUER, 1977). Mit Sicherheit stellt aber das Arsen nur bei einem kleinen Teil der Fälle den ätiologischen Faktor dar. Das gleichzeitige Vorkommen von Bowen-Veränderungen und Tumoren der inneren Organe spricht für einen allgemeinen Kanzerisierungsprozeß (BRAVERMAN, 1970).

Pathologische Anatomie

Makroskopisch handelt es sich um solitär oder multipel auftretende Hautveränderungen von braun-rötlicher Farbe und unterschiedlich starker Pigmentierung (Abb. 27). Die flachen Veränderungen können einem Ekzem oder einer Psoriasis vulgaris sehr ähnlich sein. Die erhabenen Knoten zeigen eine stärkere Schuppung.

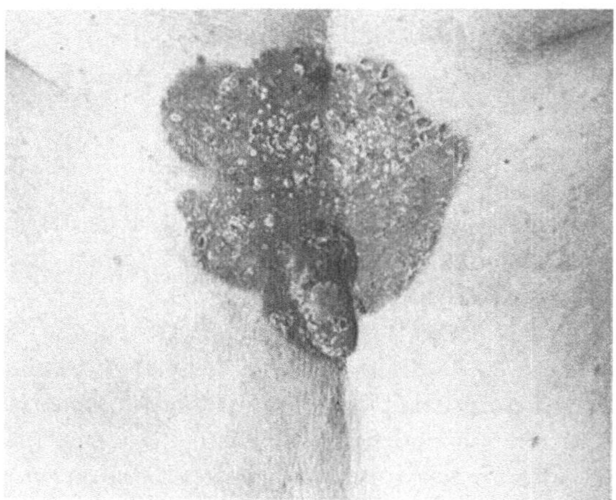

Abb. 27. Morbus Bowen. Umschriebener, melaninpigmentierter, schuppender Hautherd.

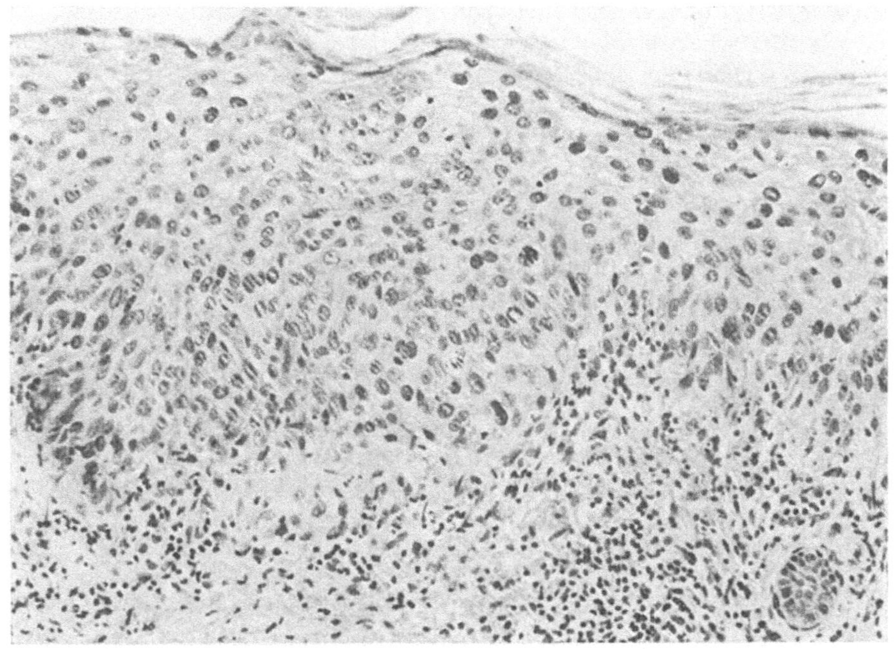

Abb. 28. Morbus Bowen. Epidermis mit aufgehobener Zellschichtung und zahlreichen, zum Teil atypischen Mitosen. Entzündliche Infiltration im Korium. HE-Fbg., 160fache Vergrößerung.

Histologisch sieht man an der Epidermisoberfläche eine ausgeprägte ortho- und parakeratotische Verhornung (Abb. 28). Die darunterliegende Epidermis ist akanthotisch verbreitert und zeigt nicht mehr die typische Schichtung der Stachelzellen. In diesem Bereich finden sich unterschiedlich große Zellen mit hyperchromatischen Kernen. Atypische Mitosen, Dyskeratosen sowie vakuolisierte Zellen gehören zu den typischen Zellveränderungen.

Zur Tiefe hin läßt sich eine erhaltene Basalzellenschicht und eine intakte Basalmembran finden. Das darunterliegende Korium zeigt eine lymphozytäre Infiltration.

Klinisches Bild

Der Morbus Bowen kommt bevorzugt bei älteren Menschen vor, dabei sind besonders die lichtexponierten Hautpartien befallen. Bei etwa 5% der Fälle kommt es im Laufe der Zeit zu einem invasiven Wachstum, das heißt zu einer malignen Entartung. Bei einem Drittel dieser Patienten treten dann auch Fernmetastasen auf (BRAVERMAN, 1970).

1959 wiesen GRAHAM und HELWIG erstmalig darauf hin, daß bei Patienten mit einem Morbus Bowen häufiger auch andere maligne Tumoren vorkommen. Die Autoren konnten nach einer durchschnittlichen Latenzzeit von 8,5 Jahren verschiedene Organtumoren und geschwulstartige Systemerkrankungen diagnostizieren. Nach ihrer Häufigkeit aufgezählt, handelt es sich um maligne Tumoren der Haut, des Respirations-, Gastrointestinal- und Urogenitaltraktes sowie um maligne Lymphome und Leukämien. Seltener wurden auch Neubildungen der Mamma, der endokrinen Organe oder der Augen beschrieben (GRAHAM und HELWIG, 1961; PETERKA et al., 1961; SNEDDON, 1963; EPSTEIN, 1960; HUGO und CONWAY, 1967). Letztlich sei noch erwähnt, daß nach Ansicht von PETERKA und Mitarbeitern (1961) der Morbus Bowen der unbelichteten Hautpartien häufiger von Tumoren der inneren Organe begleitet wird, als der Morbus Bowen der belichteten und wetterexponierten Haut.

Literatur

ANDERSEN, S. L. C., NIELSEN, A., REYMANN, F.: Relationship between Bowen disease and internal malignant tumors. Arch. Derm. 108, 367—370 (1973).

BOWEN, J. T.: Precancerous dermatoses: A study of 2 cases of chronic atypical epithelial proliferation. J. Cut. Dis. 30, 241—255 (1912).

BRAVERMAN, I. M.: Skin signs of systemic disease. Philadelphia—London—Toronto: W. B. Saunders. 1970.

COSKEY, R. J., MEHREGAN, A. H., BRYAN, H. G.: Bowen's disease. I. Internal malignancy associated with Bowen's disease. Cutis 5, 1105—1108 (1969).

EPSTEIN, E.: Association of Bowen's disease and visceral cancer. Arch. Derm. 82, 349—351 (1960).

GRAHAM, J. H., HELWIG, E. B.: Bowen's disease and its relationship to systemic cancer. Arch. Derm. 80, 133—159 (1959).

GRAHAM, J. H., HELWIG, E. B.: Bowen's disease and its relationship to systemic cancer. Arch. Derm. 83, 738—758 (1961).

HUGO, N. E., CONWAY, H.: Bowen's disease. Its malignant potential and relationship to systemic cancer. Plast. Reconstr. Surg. 39, 190—194 (1967).

LEVER, W. F., SCHAUMBURG-LEVER, G.: Histopathology of the skin, 5. Aufl. Philadelphia—Toronto: Lippincott. 1975.

PETERKA, E. S., LYNCH, F. W., GOLTZ, R. W.: An association between Bowen's disease and internal cancer. Arch. Derm. **84**, 623—629 (1961).

PETRES, J., HAGEDORN, M.: Die „Kaiserstuhl-Krankheit", ein Modell der chronischen Arsen-Intoxikation. Akt. Dermatol. **1**, 177—185 (1975).

ROTH, F.: Über die chronische Arsenvergiftung der Moselwinzer unter besonderer Berücksichtigung des Arsenkrebses. Z. Krebsforsch. **61**, 287—319 (1956).

ROTH, F.: Arsen-Leber-Tumoren (Hämangioendotheliom). Z. Krebsforsch. **61**, 468—503 (1957).

SCHMÄHL, D., THOMAS, C., AUER, R.: Iatrogenic carcinogenesis. Berlin—Heidelberg—New York: Springer. 1977.

SNEDDON, I. B.: The skin markers of malignancy. Brit. med. J. **2**, 405—409 (1963).

THOMAS, C.: Systematik der iatrogenen Cancerogenese. Verh. dtsch. Ges. Path. **56**, 126—132 (1972).

14. Multiple Haut- und Organtumoren

Der Begriff „multiple maligne Tumoren" wurde von BILLROTH (1889) eingeführt, der auch die diagnostischen Voraussetzungen postulierte (HELLINGER und REICHEL, 1963):

1. Jeder Tumor muß sein eigenes histologisches Gepräge haben.
2. Jede Geschwulst muß histogenetisch vom Mutterboden abgeleitet werden können.
3. Jeder Tumor muß seine eigenen Metastasen haben.

Diese strengen Kriterien lassen sich aber in den meisten Fällen nicht erfüllen und wurden aus diesem Grunde von anderen Autoren ersetzt bzw. vereinfacht. Nach WARREN und GATES (1932) soll bei den multiplen malignen Tumoren die Malignität gesichert sein; es soll eine getrennte Örtlichkeit vorliegen und letztlich darf es sich nicht um eine Metastasierung handeln. Den Begriff kann man am einfachsten festlegen, wenn man ein Verhältnis von Primärtumor zu Metastasen ausschließt (WALTHER, 1947).

Die multiplen malignen Tumoren können *gleichzeitig* (simultan oder synchron, beide Geschwülste werden innerhalb von 6 Monaten [MEHRSHEIMER et al., 1964] bis 2 Jahre [KOPPENFELS und THIEDE, 1973] diagnostiziert) oder *hintereinander* (metachron oder sukzedan) entstehen. Das durchschnittliche Intervall beträgt nach Angaben von MOERTEL (1966) für Männer 6,4 Jahre und für Frauen 7,7 Jahre.

Die allgemeine Häufigkeit der multiplen Krebse schwankt in den verschiedenen Statistiken zwischen 0,4% und 5,6% (ROLL et al., 1966). BERNDT und ROTH (1968) stellten fest, daß sie sowohl vom Alter des Patienten als auch von der Beobachtungsdauer entscheidend abhängt (siehe Tab. 24). Bei den über 60 Jahre alten

Tabelle 24. *Häufigkeit der multiplen primären Krebse (MPK) in Abhängigkeit von Alter und Beobachtungsdauer (Aus: Berndt und Roth, 1968)*

Alter	Beobachtungsdauer	MPK
unter 60 J.	unter 3 Jahre	1,24%
über 60 J.	unter 3 Jahre	3,50%
unter 60 J.	über 3 Jahre	5,36%
über 60 J.	über 3 Jahre	18,00%

Krebspatienten, die über einen Zeitraum von 3 und mehr Jahren beobachtet werden, kann die Häufigkeit eines Zweitkrebses bis auf 18% ansteigen.

Unter den multiplen malignen Tumoren unterscheidet man Geschwülste, die

a) im *gleichen Organ* vokommen (Multizentrische Tumorentstehung: z. B. in der Harnblase, Haut, Leber und Dickdarm). Sie stellen etwa 40% des gesamten Kollektivs multipler Tumoren dar.

b) in *paarigen Organen* vorkommen (14,4%). Als Beispiel sind die Neubildungen in beiden Brustdrüsen, Nieren oder Ovarien zu nennen.

c) im *selben Organsystem* vorkommen (10,3%): z. B. im Respirationstrakt (Kehlkopf- und Bronchuskarzinom), Harnwege (Nierenbecken, Ureter und Harnblase) oder in den Genitalorganen (Endometrium und Ovar).

d) in *unabhängigen Organen* vorkommen (35,3%). In dieser Gruppe treten die primären Hautgeschwülste am häufigsten auf und stellen auch das größte Tumorkollektiv (Tab. 25).

Tabelle 25. *Die häufigsten Kombinationen von multiplen primären Krebsen, unabhängig von der Reihenfolge ihres Auftretens (Aus: Berndt und Roth, 1968; in Anlehnung an Feremans, 1966)*

Haut	Mamma	85 Fälle
Haut	Kolon-Rektum	61 Fälle
Mamma	Portio uteri	58 Fälle
Haut	Bronchus	46 Fälle
Haut	Lippe	41 Fälle
Haut	Magen	41 Fälle
Haut	Sarkom	40 Fälle
Haut	Portio uteri	37 Fälle
Haut	Leukämie	33 Fälle
Mamma	Endometrium	24 Fälle
Mamma	Ovar	23 Fälle
Mamma	Kolon-Rektum	19 Fälle

384 Hauttumoren unter insgesamt 598 Doppeltumoren

Es wird immer wieder die Frage nach den kausal- und formalpathogenetischen Beziehungen der malignen Tumoren untereinander gestellt. Folgen die verschiedenen Primärtumoren den allgemeinen Gesetzen der Krebsgefährdung oder liegen hier besondere Verhältnisse vor? Bei einigen Tumorkombinationen lassen sich sichere Zusammenhänge nachweisen, so daß das gemeinsame Vorkommen nicht Ausdruck eines Zufalls sein kann. Zu diesen Fällen zählen:

a) Multiple Tumoren bei *genetischer Belastung*. Das gilt für multiple Hauttumoren bei Xeroderma pigmentosum sowie für verschiedene Tumorsyndrome und Phakomatosen (z. B. Peutz-Jeghers-Syndrom, Gardner-Syndrom, Polyposis coli). Eine familiäre Belastung wird von BIELER und HEIM (1965) diskutiert.

b) Multiple Tumoren als Folge einer *iatrogenen, umwelt-* oder *berufsbedingten Belastung*. Die krebserzeugende Wirkung verschiedener Medikamente ist heute gut bekannt (THOMAS, 1972; SCHMÄHL, THOMAS und AUER, 1977). Es liegen zahlreiche Mitteilungen über Organtumoren nach Einwirkung von ionisierenden Strahlen (Hautkarzinome nach Bestrahlung eines Organtumors), nach Arsenbehandlung (Hautkarzinome, Hämangioendotheliome der Leber und Bronchuskarzinome), Basaliome in Pockenimpfnarben sowie Lymphangiosarkome nach radikaler Mastektomie wegen Mammakarzinom (Stewart-Treves-Syndrom) vor.

c) Multiple Tumoren mit *hormonellen Beziehungen*. Diese Möglichkeit wird besonders bei den nicht seltenen Kombinationen von Karzinomen in der Mamma und Ovar bzw. in Endometrium und Ovar diskutiert.

Bei einer anderen Gruppe von multiplen malignen Primärtumoren lassen sich keine Zusammenhänge nachweisen. Hier muß man annehmen, daß der Patient von seinem ersten Krebs geheilt wurde und im späteren Alter an einem zweiten Malignom erkrankte. Wenn man also Wechselbeziehungen zwischen diesen beiden Neubildungen ablehnt, dann muß man erwarten, daß der erste Krebs eine relativ gute Prognose aufweist und daß der 2. Krebs zu den insgesamt häufiger vorkommenden Geschwülsten zählt. Tatsächlich zeigt auch die Tab. 25, daß Hautkarzinome unter den multiplen Tumoren gehäuft vorkommen, und zwar in Kombination mit Magen-, Dickdarm-, Mamma- und Lungenkarzinomen. Man kann also annehmen, daß die Wahrscheinlichkeit an einem zweiten Tumor zu erkranken nur vom Alter des Patienten und von der Dignität der Erstgeschwulst bestimmt wird. Eine besondere alters- oder geschlechtsspezifische Krebsgefährdung wird von den meisten Autoren abgelehnt (MOERTEL, 1966). Das Fehlen einer derartigen Belastung kommt besonders deutlich bei der Auswertung des Menschmal-Jahr-Krebsrisiko zum Ausdruck (SPRATT und HOAG, 1966). Lediglich beim Kolonkarzinom soll eine besondere Krebsbelastung vorliegen (SENN und SCHEURER, 1966).

Faßt man diese Beobachtungen zusammen, so ist für die Hauttumoren festzustellen:

1. Gutartige Hauttumoren kommen — im Gegensatz zu den malignen Geschwülsten — sehr häufig kombiniert vor. Sie treten bevorzugt bei einigen Phakomatosen auf (Neurofibrome, Fibrome, Hämangiome).
2. Unter den malignen Hauttumoren sind Plattenepithelkarzinome, Basaliome und Melanome beim Xeroderma pigmentosum zu nennen. Besonders häufig wurden sie auch nach chronischer Arsenvergiftung (z. B. nach Behandlung einer Psoriasis oder bei den Weinbauern) beobachtet.
3. Als zufällige Tumorkombinationen, die einer *allgemeinen* alters- und geschlechtsspezifischen Krebsgefährdung folgen, sind die Fälle zu nennen, bei denen ein primärer Hautkrebs synchron oder metachron von einem Magen-, Dickdarm-, Mamma- oder Lungenkrebs begleitet wird. Hier ist die Tumorkombination lediglich auf die relativ gute Prognose des Hautkrebses und auf das Alter des Patienten zurückzuführen.

Literatur

BECKER, H.: Klinik und Pathologie der multiplen Malignome (163 Fälle). Med. Klin. **65**, 1775—1781 (1970).

BERNDT, H., ROTH, J.: Multiple primäre Krebse. Arch. Geschwulstforsch. **31**, 362—375 (1968).

BIELER, V., HEIM, U.: Doppelkarzinom bei Geschwistern. Familiäre Häufung von Genital-
und Intestinalkarzinomen. Schweiz. med. Wschr. **95**, 496—497 (1965).
BILLROTH, Th.: Die allgemeine chirurgische Pathologie und Therapie, 14. Aufl. Berlin:
G. Reimer-Verlag. 1889.
FEREMANS, W.: Les cancers multiples a l'Institut Bordet. Etude de 1004 cas. Bull. Cancer
53, 415—420 (1966).
GIBEL, W., BERNDT, H., SCHWARZ, H.: Über multiple primäre Karzinome. Dtsch. Gesund.-
Wes. **17**, 1795—1801 (1962).
HELLINGER, J., REICHEL, J.: Maligne Doppeltumoren. Dtsch. Gesund.-Wes. **18**, 58—60
(1963).
KOPPENFELS, R. v., THIEDE, G.: Mehrfachmalignome. Strahlentherapie **146**, 619—632
(1973).
MEHRSHEIMER, W. L., RINGEL, A., EISENBERG, H.: Some characteristics of multiple pri-
mary cancers. Ann. N.Y. Acad. Sci. **114**, 896—921 (1964).
MOERTEL, Ch. G.: Multiple primary malignant neoplasms. Rec. Res. Cancer Res., Vol. 7.
Berlin—Heidelberg—New York: Springer. 1966.
ROLL, A., HERZOG, R., GRAF, H.: Über Mehrfachmalignome und ihre Beziehungen zu Prä-
neoplasien. Med. Klin. **61**, 1744—1748 (1966).
SCHMÄHL, D., THOMAS, C., AUER, R.: Iatrogenic carcinogenesis. Berlin—Heidelberg—New
York: Springer. 1977.
SENN, H. J., SCHEURER, U.: Multiple Primärkarzinome in verschiedenen Organen. Schweiz.
med. Wschr. **96**, 979—985 (1966).
SPRATT, J. S., HOAG, M. G.: Incidence of multiple primary cancers per man-year follow up.
Ann. Surg. **164**, 775—784 (1966).
THOMAS, C.: Systematik der iatrogenen Cancerogenese. Verh. dtsch. Ges. Path. **56**, 126—132
(1972).
WALTHER, E.: Krebsmetastasen. Basel: Schwabe-Verlag. 1947.
WARREN, S., GATES, O.: Multiple primary malignant tumors: Survey of the literature and
statistical study. Amer. J. Cancer **16**, 1358—1414 (1932).

15. Gutartige Hauttumoren und Tumoren innerer Organe

15.1. Retikulohistiozytom

Begriffsbestimmung

Dieses seltene Krankheitsbild wurde erstmalig 1937 von PARKES-WEBER und
FREUDENTHAL beschrieben und ist in der Literatur unter den Synonyma multizentrische Retikulohistiozytose, Lipoid-Dermatoarthritis oder noduläre Riesen-
zellen-Retikulohistiozytose bekannt. Typisch für die Retikulohistiozytome ist
das Auftreten von zahlreichen Hautknötchen mit einem retikulohistiozytären
Aufbau, die von einer symmetrischen seronegativen Polyarthritis und destruk-
tiven Knochenprozessen begleitet werden.

Pathogenese

Sowohl die Ätiologie als auch die formale Pathogenese sind unbekannt.
BARROW und Mitarbeiter (1967) konnten in der Dünnschichtchromatographie
Phospholipide (Lecithin, Sphingomyelin und Cephalin) nachweisen und nahmen
daher eine Speicherkrankheit an. BRAUN-FALCO und RUPEC (1964) faßten die
histologischen Veränderungen eher im Sinne einer Fremdkörperreaktion auf und

bezeichneten sie als „retikulohistiozytäres Granulom“. SZEKERES und HORVAT (1976) deuteten die Histiozyten als Makrophagen und geschlossene Kapillaren als eine allgemeine Entwicklungsstörung dieser Gefäße. Über den möglichen Zusammenhang zwischen Retikulohistiozytomen und Tumoren der inneren Organe kann nur spekuliert werden.

Pathologische Anatomie

Die Retikulohistiozytome können gleichzeitig multizentrisch auftreten. Bevorzugte Lokalisationen sind die Finger, Nase und Ohren, an Handrücken, Stamm und Unterarmen treten sie seltener auf. *Makroskopisch* handelt es sich um unterschiedlich große, leicht juckende Knötchen von rötlich-brauner Farbe und fester Konsistenz. Histologisch sieht man im oberen Korium Granulome, die aus ovalen Riesenzellen und aus Histiozyten bestehen. Die Histiozyten enthalten PAS- und Sudan-positive Substanzen. Über elektronenmikroskopische Befunde berichteten EBNER und GEBHART (1971), FLAM et al. (1972), HASHIMOTO und PRITZKER (1973), HAUSTEIN und Mitarbeiter (1973) sowie SZEKERES und HORVATH (1976).

Klinisches Bild

Die multiplen Retikulohistiozytome treten bevorzugt bei Frauen im Alter von 45 Jahren auf. Sie werden von einer auf die kleinen Gelenke lokalisierten Polyarthritis begleitet. Der Gesamtlipoidgehalt des Serums kann erhöht oder normal sein. ORKIN und Mitarbeiter (1964) machten darauf aufmerksam, daß die generalisierten Retikulohystiozytome von malignen Tumoren innerer Organe begleitet werden können. Eine bevorzugte Geschwulstlokalisation konnte allerdings nicht festgestellt werden. Unter den nachgewiesenen Neubildungen sind Adenokarzinome des Magens, der Lunge, des Colon sowie vereinzelt Sarkome zu nennen (ALBERT et al., 1960; LABOW und SHAPIRO, 1965; BRAVERMAN, 1970).

15.2. Multiple Talgdrüsenadenome und Dickdarmkarzinome

Im Schrifttum der letzten Jahre finden sich mehrere Fälle von Talgdrüsenadenomen, die bei Patienten mit Colonkarzinomen festgestellt wurden. Die Dickdarmtumoren waren durch eine geringe Malignität gekennzeichnet. Neben den Talgdrüsenadenomen sind auch noch andere gutartige Hautneubildungen — als Begleiterscheinung eines Dickdarmtumors — festgestellt worden, so z. B. Hautzysten, -warzen und Keratoakanthome (MIUR et al., 1967; TORRE, 1968; BAKKER und TJON A JOE, 1971; RULON und HELWIG, 1973; SCIALLIES und WINKELMANN, 1974; LEONARD und DEATON, 1974; BITRAN und PELLETTIERE, 1974).

Zu diesem Formenkreis gehören auch noch andere Geschwulstkombinationen. Sie werden zum Teil unter den Phakomatosen bzw. unter den Tumorsyndromen (z. B. Gardner-Syndrom, Basalzellnaevus-Syndrom) aufgezählt. An dieser Stelle seien noch erwähnt:

Die *multiplen Leiomyome der Haut* stellen ein familiäres Leiden dar, das sich im Alter von 20 Jahren durch multiple gutartige Leiomyome der Haut (Rumpf,

Extremitäten und Gesicht) manifestiert. Diese Neubildungen werden gelegentlich von Leiomyomen und Leiomyosarkomen des Uterus begleitet (KLOEPFER et al., 1958; FISHER und HELWIG, 1963; KNOTH und KNOTH-BORN, 1964; RUDNER et al., 1964; NAIR, 1973; REED et al., 1973; VERMA et al., 1973).

Über *multiple dermale perifollikuläre Fibrome mit Colonpolypen* berichteten HORNSTEIN und KNICKEBERG (1975) sowie HORNSTEIN und Mitarbeiter (1976). Die Autoren sind der Meinung, daß hier ein eingenständiges Syndrom vorliegt, das klinisch und dermatologisch vom Gardner-Syndrom abzugrenzen ist.

Die *Lymphadenosis benigna cutis* als Hautsymptom eines malignen Tumors beschrieb BÄFVERSTEDT (1953). In dieser Publikation werden die Kombinationen einer Lymphadenosis cutis benigna dispersa mit einem Dermatofibrosarcoma protuberans, Hautkarzinom, Ösophaguskarzinom (dieser Fall wies gleichzeitig eine Akrodermatitis chronica atrophicans auf) bzw. einem Leberkarzinom aufgezählt.

Literatur

ALBERT, J., BRUCE, W., ALLEN, A. C., BLANK, H.: Lipoid dermatoarthritis: Reticulo-histiocytoma of the skin and joints. Amer. J. Med. **28**, 661—667 (1960).

ANDERSON, T. E., CARR, A. J., CHAPMAN, R. S., DOWNIE, A. W., MacLEAN, G. D.: Myositis and myotonia in a case of multicentric reticulohistiocytosis. Brit. J. Derm. **80**, 39—45 (1968).

BÄFVERSTEDT, B.: Lymphadenosis benigna cutis a symptom of malignant tumours. Acta dermato-venereol. (Stockh.) **33**, 171—180 (1953).

BAKKER, P. M., TJON A JOE, S. S.: Multiple sebaceous gland tumors with multiple tumors of intestinal organs. A new syndrome? Dermatologica **142**, 50—57 (1971).

BARROW, M. V., SUNDERMAN, F. W., HACKET, R. L., COLVIN, W. S.: Identification of tissue lipids in lipoid dermatoarthritis (multicentric reticulohistiocytosis). Am. J. clin. Path. **47**, 312—325 (1967).

BITRAN, L., PELLETTIERE, E.: Multiple sebaceous gland tumors and internal carcinoma. Torre's syndrome. Cancer **33**, 835—836 (1974).

BRAUN-FALCO, O., RUPEC, M.: Reticulohistiozytäres Granulom als Fremdkörper-Reaktion bei dermalem Naevuszellnaevus. Derm. Wschr. **150**, 553—559 (1964).

BRAVERMAN, I. M.: Skin signs of systemic disease. Philadelphia—London—Toronto: W. B. Saunders. 1970.

EBNER, H., GEBHART, W.: Zur Ultrastruktur der multizentrischen Reticulohistiozytose. Arch. Derm. Forsch. **240**, 259—270 (1971).

FISHER, W. C., HELWIG, E. B.: Leiomyomas of the skin. Arch. Derm. **88**, 510—520 (1963).

FLAM, M., RYAN, S. C., MAH-POY, G. L., JACOBS, K. F., NELDNER, K. H.: Multicentric reticulohistiocytosis. Report of a case, with atypical features and electron microscopic study of skin lesions. Amer. J. Med. **52**, 841—848 (1972).

HASHIMOTO, K., PRITZKER, M. S.: Electron microscopic study of reticulohistiocytoma. Arch. Derm. **107**, 263—270 (1973).

HAUSTEIN, U.-F., THORMANN, T., KLUG, H., FRIEDRICH, C.: Histologische und elektronenmikroskopische Befunde bei Histiocytosis gigantocellularis (multizentrischer Reticulohistiozytose). Dermatologica **146**, 177—192 (1973).

HORNSTEIN, O. P., KNICKENBERG, M.: Perifollicular fibromatosis cutis with polyps of the colon — a cutaneo-intestinal syndrome sui generis. Arch. Derm. Forsch. **253**, 161—175 (1975).

HORNSTEIN, O. P., KNICKENBERG, M., MÖRL, M.: Multiple dermal perifollicular fibromas with polyps of the colon — Report of a peculiar clinical syndrome. Acta hepato-gastroenterol. **23**, 53—58 (1976).

KLOEPFER, H. W., KRAFCHUK, J., DERBES, V., BURKS, J.: Hereditary multiple leiomyoma of the skin. Am. J. Hum. Gen. **10**, 48—52 (1958).

KNOTH, W., KNOTH-BORN, R. C.: Familiäre utero-cutane Leiomyomatose. Z. Haut- u. Geschlechtskr. **37**, 191—206 (1964).

LABOW, T. A., SHAPIRO, L.: Giant cell reticulohistiocytoma associated with cancer. N.Y. St. J. Med. **65**, 1941—1945 (1965).

LEONHARD, D. D., DEATON, W. R.: Multiple sebaceous gland tumors and visceral carcinomas. Arch. Derm. **110**, 917—920 (1974).

MUIR, E. G., YATES-BELL, A. J., BARLOW, K. A.: Multiple primary carcinoma of the colon, duodenum and larynx associated with keratoacanthoma of the face. Brit. J. Surg. **54**, 191—195 (1967).

NAIR, B. K. H.: Familial cutaneous leiomyoma. Indian J. Path. Bacteriol. **16**, 75—77 (1973).

ORKIN, M., GOLTZ, R. W., GOOD, R. A., MICHAEL, A., FISCHER, I.: A study of multicentric reticulohistiocytosis. Arch. Derm. (Chic.) **89**, 640—654 (1964).

PARKES WEBER, F., FREUDENTHAL, W.: Section of dermatology: Nodular non-diabetic cutaneous xanthomatosis with hypercholesterolaemia and atypical histological features. Proc. Roy. Soc. Med. **30**, 520—526 (1937).

REED, W. B., WALKER, R., HOROWITZ, R.: Cutaneous leiomyomata with uterine leiomyomata. Acta derm. venereol. (Stockh.) **53**, 409—416 (1973).

RUDNER, E. J., SCHWARTZ, O. P., GREKIN, J. N.: Multiple cutaneous leiomyoma in identical twins. Arch. Derm. (Chic.) **90**, 81—82 (1964).

RULON, D. B., HELWIG, E. B.: Multiple sebaceous neoplasms of the skin: An association with multiple visceral carcinomas especially of the colon. Amer. J. clin. Path. **60**, 745 bis 752 (1973).

SCIALLIES, G. F., WINKELMANN, R. K.: Multiple sebaceous adenomas and gastrointestinal carcinoma. Arch. Derm. (Chic.) **110**, 913—916 (1974).

SZEKERES, L., HORVATH, A.: Reticulohistiozytome gigantocellulare. Z. Hautkr. **51**, 559 bis 565 (1976).

TORRE, D.: Multiple sebaceous tumors. Arch. Derm. **98**, 549—551 (1968).

VERMA, K. C., CHADWDHRY, S. D., RATHI, K. S.: Cutaneous leiomyomata in two brothers. Brit. J. Derm. **89**, 351—353 (1973).

16. Hautmetastasen eines extrakutanen Primärtumors

Etwa 0,7% bis 4,4% aller malignen Tumoren (Mammakarzinome und Melanome ausgeschlossen) setzen Hautmetastasen (GATES, 1937; ABRAMS et al., 1950; WILLIS, 1960; WINER und WRIGHT, 1960). Zu den häufigsten Primärtumoren zählen Bronchial-, Magendarm- und hypernephroide Nierenkarzinome, seltener handelt es sich um Prostata- oder Pankreaskarzinome. Die Absiedelung in die Haut erfolgt auf direktem Wege (besonders bei Mamma- und Schilddrüsenkarzinomen), hämatogen oder lymphogen. Unter Berücksichtigung des makroskopischen Befundes werden folgende sekundäre Hautkrebsformen beschrieben:

1. *Carcine eburnée:* Infolge einer diffusen Infiltration der Haut durch solide Karzinomzellnester zeigt die Haut ein elfenbein- oder sklerodermieähnliches Bild.

2. *Erysipelas carcinomatosum:* Die Haut weist im Bereich der Metastasen rötliche, entzündliche Streifen auf als Ausdruck der Infiltration und Thrombose der Hautvenen.

3. *Carcinoma en cuirasse:* Wie beim ersten Typ läßt die Haut eine sehr feste Konsistenz erkennen, die auf eine diffuse Tumorinvasion der Hautlymphgefäße zurückzuführen ist (Abb. 29, 30).

4. Das *Carcinoma teleangiektaticum Parkes-Weber* zeichnet sich durch die teleangiektatische Ausweitung der Lichtung der oberflächlichen, kleineren Hautgefäße aus.

Kleinere, disseminierte Hautabsiedelungen, die bevorzugt am vorderen Rumpf und in der Bauchdeckenhaut vorkommen, entstehen meist hämatogen. Bemer-

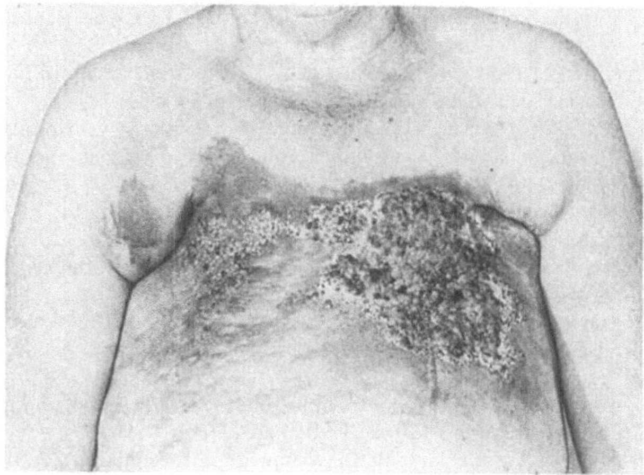

Abb. 29. Carcinoma en cuirasse. Mammakarzinom mit diffuser karzinomatöser Infiltration der Haut.

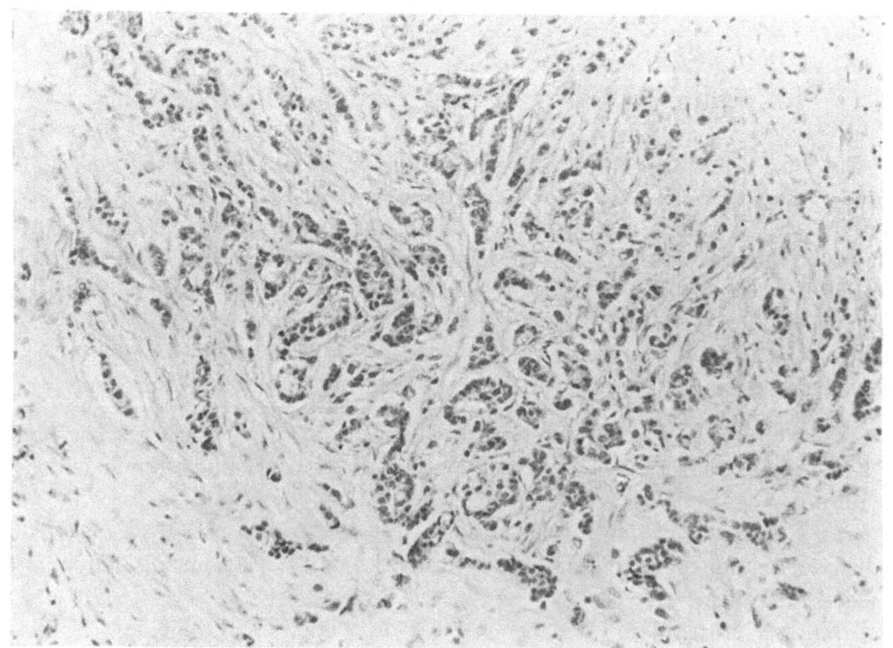

Abb. 30. Diffus wachsendes solides Mammakarzinom. HE-Fbg., 120fache Vergrößerung.

kenswert ist, daß gelegentlich auch die Kopfhaut befallen ist. In diesen Fällen kommt es unter dem klinischen Bild einer Alopecia areata zum Haarausfall. Diese ungewöhnliche Form einer Metastasierung ist in der Literatur unter den Bezeichnungen *Alopecia scleratrophicans carcinomatosa* (BARAN und ALPERN, 1965; SCHULTZ-EHRENBURG und THIES, 1975) oder als *Alopecia neoplastica* (COHEN et al., 1961; SCHORR et al., 1970) beschrieben worden. Als Primärtumor wird ein Mammakarzinom angegeben.

Bei 7,2% der malignen Tumoren stellt die Metastase das erste klinische Zeichen des Geschwulstleidens dar (THOMAS und FERTL, 1977). Zu den häufigsten Lokalisationen dieser Absiedelungen zählen die Bauch- und Halslymphknoten sowie die Leber. Die Haut nimmt in der Häufigkeitsskala der metastatisch befallenen Organe den 7. Rang ein. Unter den später nachgewiesenen Primärtumoren stehen die Lungen- und Mammakarzinome an erster und zweiter Stelle.

Literatur

ABRAMS, H. L., SPIRO, R., GOLDSTEIN, N.: Metastases in carcinoma: Analysis of 1,000 autopsied cases. Cancer 3, 74—85 (1950).

BARAN, R.: Métastases alopéciantes secondaires à un cancer mammaire. Forme scléreuse (Etat pseudo-peladique). Bull. Soc. franc. Derm. Syph. 72, 154—155 (1965).

BARAN, R., ALPERN, L.: Métastase alopéciante primitive. Forme scléreuse (Etat pseudo-peladique): Problèmes diagnostiques et thérapeutiques. Bull. Soc. franc. Derm. Syph. 72, 155—157 (1965).

BARAN, R.: Les métastases alopéciantes scléro-atrophiques des cancers mammaire (Revue générale sur 18 cas). Dermatologica (Basel) 138, 169—181 (1969).

COHEN, I., LEVY, E., SCHREIBER, H.: Alopecia neoplastica due to breast carcinoma. Arch. Derm. (Chic.) 84, 490—492 (1961).

DEGOS, R., RABUT, R., HEWITT, J.: Etat pseudo-peladique dû à des métastases carcinomteuses alopéciantes. Bull. Soc. franc. Derm. Syph. 61, 509—510 (1954).

GATES, O.: Cutaneous metastases of malignant disease. Amer. J. Cancer 30, 718—730 (1937).

NELSON, C. T.: Alopecia caused by metastatic carcinoma, presumably from the breast. Arch. Derm. (Chic.) 90, 249—250 (1964).

REINGOLD, I. M.: Cutaneous metastases from internal carcinoma. Cancer 19, 162—168 (1966).

RONCHESE, F.: Alopecia due to metastases from adenocarcinoma of the breast: Report of a case. Arch. Derm. Syph. 59, 329—332 (1949).

SCHORR, W. F., SWANSON, P. M., GOMEZ, F., REYES, C. N.: Alopecia neoplastica. Hair loss resembling alopecia areata caused by metastatic breast cancer. J. Amer. med. Ass. 213, 1335—1337 (1970).

SCHULTZ-EHRENBURG, U., THIES, W.: Alopecia scleratrophicans carcinomatosa bei metastasierendem Mammacarcinom. Z. Hautkr. 50, 141—146 (1975).

THOMAS, C., FERTL, CH.: Unbekannte metastasierende Primärtumoren. Med. Klin. 72, 1257—1262 (1977).

WILLIS, R. A.: The spread of tumours in the human body. London: Butterworth & Co. 1952.

WILLIS, R. A.: Pathology of tumours. London: Butterworth & Co. 1960.

WINER, L. H., WRIGHT, E. T.: Über den sekundären (metastatischen) Hautkrebs. Hautarzt 11, 23—27 (1960).

IV. Tumorsyndrome

17. Phakomatosen — neurokutane Syndrome

Der Begriff *Phakomatose* wurde von DE HOEVE (1921) für zwei neuroekto-
dermale Leiden, den Morbus Recklinghausen und das Bourneville-Syndrom, vor-
geschlagen. Später hat man auch noch das Hippel-Lindau-Syndrom, das Sturge-
Weber-Syndrom und als 5. Phakomatose das Basalzellnaevus-Syndrom hinzu-
gezählt. Auch das Louis-Bar-Syndrom gehört mit Einschränkungen zu diesem
Formenkreis.

Die Bezeichnung *Phakomatose* bezieht sich auf die fleckförmigen Retina-
veränderungen (Phakos = die Linse), die häufiger beobachtet werden. Gemeinsam
ist allen diesen Erkrankungen, daß es sich um Erbleiden handelt bei denen es zur
Ausbildung von Tumoren und tumorähnlichen Fehlbildungen im Bereich der
Haut, der Augen und des Nervensystems kommt, die sich während der Kindheit
entwickeln, zunächst gutartig sind, aber später entarten können.

Im amerikanischen Schrifttum ist in den letzten Jahren die Bezeichnung
Phakomatose durch *neurokutane Krankheit* oder *Syndrom* ersetzt worden, da
neben den geschwulstartigen Haut- und Nervenfehlentwicklungen auch Veränderungen des Mesoderms beobachtet werden (ADAMS und REED, 1971).

Heute werden neben den bereits genannten Syndromen noch verschiedene
andere zu dem weiteren Kreis der Phakomatosen gezählt. Soweit sie mit Hautveränderungen einhergehen, sollen sie im folgenden kurz aufgezählt werden:

1. *Peutz-Jeghers-Syndrom* (s. S. 123).
2. *Albright-Syndrom:* Kombination eines Jaffé-Lichtenstein-Syndroms mit
   Café-au-lait-Flecken und Pseudopubertas praecox.
3. *Bandler-Syndrom:* ausgedehnte Hämangiomatose des Magen-Darmtraktes
   und Café-au-lait-Flecken im Gesicht, die schon bei der Geburt vorhanden sein
   können.
4. *Bogaert-Divry-Syndrom:* angeborene Hämangiomatose der Haut, der Lepto-
   meningen und Defekte des ZNS.
5. *Bean-Syndrom:* multiple Hämangiomatose der Haut, Leber, Nieren und
   serösen Häuten. Die Hautknötchen sind von gummiartiger Konsistenz, daher
   die Bezeichnung „rubber-bleb-naevus".
6. *Brooke-Spiegler-Phakomatose:* Epithelioma adenoides cysticum, gelegentlich
   vergesellschaftet mit Hautzysten und -hämangiomen.

7. *Capute-Rimoin-Konigsmark-Syndrom:* dunkelbraune, bis 2 cm im Durchmesser große Hautflecken bei angeborener Innenohrtaubheit, gelegentlich auch mit Extremitätenmißbildungen.

8. *Godfried-Prick-Carol-Prakken-Syndrom:* Symptome eines Morbus Recklinghausen kombiniert mit Atrophodermia vermiculata und Herzmißbildungen.

9. *Mafucci-Syndrom:* diffuse symmetrische Chondromatose der Knochen mit Haut- und Organangiomen. In etwa 20% der Fälle kommt es zur malignen Entartung der Knorpeltumoren.

10. *Melanoblastose-Syndrom:* Pigmentnaevi der Haut, Leptomeninx und Hirn, die mit einem Hydrocephalus internus occlusus einhergehen.

11. *Klippel-Trenaunay-Syndrom:* partieller oder halbseitiger Riesenwuchs mit flachen Angiomen.

12. *Jeune-Tommasi-Freycon-Nivelon-Syndrom:* Schwerhörigkeit, zerebellare Ataxie sowie Pigmentstörungen (Naevi und Flecken).

13. *Osler-Syndrom:* hereditäre Teleangiektasien der Haut (Gesicht, Extremitäten und Rumpf) und der inneren Organe (Leber, Nieren, Milz, Lungen).

17.1. Die Neurofibromatose Recklinghausen

Beim Morbus Recklinghausen handelt es sich um ein autosomal-dominant vererbbares Leiden, das mit Veränderungen der Haut-, Knochen-, Nerven und gelegentlich auch der endokrinen Organe einhergehen kann. *Hautveränderungen:* Die beiden führenden Hautsymptome sind die Pigmentflecken sowie kutane und subkutane Tumoren.

Die *Pigmentstörungen* entsprechen klinisch den Epheliden, sind aber größer und auf den ganzen Körper verteilt. Dabei sind auch nicht lichtexponierte Areale befallen. Wegen ihrer hellbraunen Farbe werden sie als „Café-au-lait-Flecken" bezeichnet. Etwa 94% aller Patienten mit einer Neurofibromatose haben zumindest einen Fleck. Treten 6 oder mehr dieser über 15 mm im Durchmesser großen Pigmentflecke auf, dann sind sie als sicheres diagnostisches Zeichen zu werten (CROWE et al., 1956). Sommersproßartige Pigmentstörungen im Bereich der Achselhöhlen (sog. „freckling") zählen ebenfalls zu den Frühsymptomen. Café-au-lait-Flecken können schon bei der Geburt vorhanden sein und nehmen mit dem Alter an Größe und Zahl zu.

Histologisch sind die Pigmentflecken durch eine Zunahme von Melanin in den Melanozyten und in Keratinozyten sowie durch das Vorkommen von großen Melaningranula (Riesenmelanosomen) in Melanozyten und Basalzellen gekennzeichnet (LEVER und SCHAUMBURG-LEVER, 1975).

Zu den *Tumoren* beim Morbus Recklinghausen gehören Fibrome und Neurofibrome, die kutan oder subkutan lokalisiert sind und sich an der Oberfläche vorwölben (Abb. 31). Sie zeichnen sich durch ihre unterschiedliche Größe, Zahl, Konsistenz und Lokalisation aus. Diese Neubildungen kommen nicht nur in der Haut vor, sondern auch im Mediastinum und Bauchraum. In 2 bis 5% der Fälle muß mit einer malignen Entartung gerechnet werden (Fibrosarkome). Die subkutanen Tumoren entwickeln sich entlang der peripheren Nerven. In einem frühen Entwicklungsstadium ist die bedeckende Haut bläulich verfärbt. Typisch

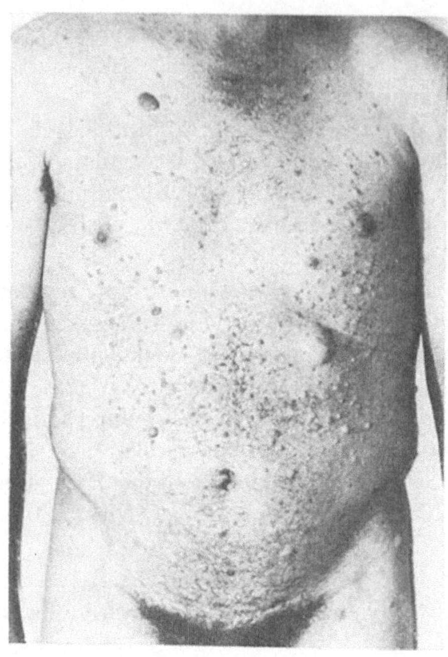

Abb. 31. Neurofibromatosis Recklinghausen. Multiple Neurofibrome und Fibrome der Haut.

ist ferner, daß infolge eines Elastizitätsverlustes die Tumoren leicht eindrückbar sind („Klingelknopfphänomen"). Auf der anderen Seite kann der subkutane Tumor aus dem erschlafften Bindegewebe heraustreten nach Art eines Fibroma pendulans.

Histologisch werden die Neurofibrome von einer atrophischen Epidermis überzogen, die gelegentlich eine stärker melaninpigmentierte Basalzellenschicht zeigt. Die Tumoren sind unterschiedlich zelldicht und schließen eine gallertartig aufgelockerte Grundsubstanz ein. Hier lassen sich Fibroblasten, myelin- und nichtmyelinhaltige Nervenfasern sowie vermehrte endoneurale Bindegewebszellen finden (LASSMANN et al., 1976). Zum Teil sind diese Zellen palisadenartig gestellt, zum Teil wirbelartig angeordnet (ADAMS und REED, 1971; HEINE et al., 1976).

17.2. Bourneville-Pringle-Syndrom

Beim Bourneville-Pringle-Syndrom handelt es sich um eine angeborene, dominant vererbbare Erkrankung der Haut, des zentralen Nervensystems, der Nieren und gelegentlich auch anderer Organe. Epilepsie, geistige Retardierung und das sog. Adenoma sebaceum sind typisch für dieses Syndrom. In der Retina finden sich Tumoren der Schwannschen Scheide (Phakomas). Im Herzen kommen gutartige Rhabdomyome vor (etwa die Hälfte der bis jetzt beobachteten Rhabdomyome sollen bei diesem Syndrom nachgewiesen worden sein; ADAMS und REED, 1971). Ferner werden auch noch gutartige Neubildungen in Nieren, Leber, Schilddrüse, Hoden und Gastrointestinaltrakt als Harmartome vom gemischtzelligen Typ beschrieben. Mitteilungen über maligne Entartungen und Metastasen dieser Neubildungen liegen nur ganz vereinzelt vor (ADAMS und REED, 1971).

Hautveränderungen: Besonders charakteristisch sind sog. Adenomata sebacea (Abb. 32) und verschiedene andere Naevi. Beim Adenoma sebaceum handelt es sich nicht um einen Talgdrüsentumor sondern um Angiofibrome. Diese gelblich-bräunlichen bis fleischfarbenen Knötchen sind von unterschiedlicher Größe und treten bevorzugt in der Nasolabialfalte auf. Sie sollen bei etwa 83%

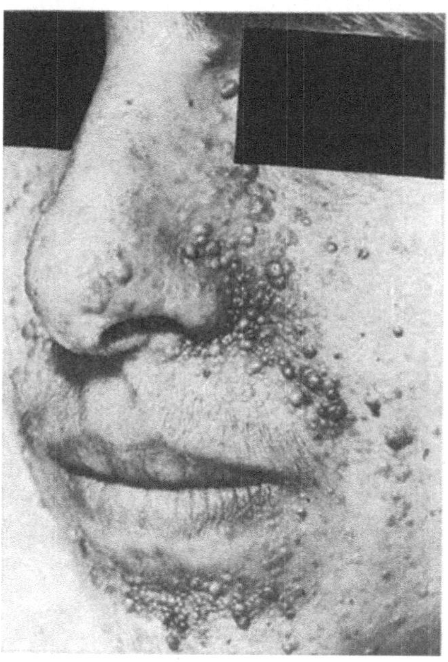

Abb. 32. Morbus Bourneville-Pringle mit multiplen Adenomata sebacea.

der Patienten mit diesem Syndrom vorkommen, allerdings erst nach dem 2. Lebensjahr. Neben dem Adenoma sebaceum kommen auch noch hypomelanotische Naevi vor, die bevorzugt peri-, subungual und gingival lokalisiert sind. Sie können schon bei der Geburt vorhanden sein und sind daher von besonderer diagnostischer Bedeutung (GOLD und FREEMAN, 1965; FITZPATRICK et al., 1968).

Histologisch steht beim Adenoma sebaceum nicht die Talgdrüsenhyperplasie — wie man sie von der Bezeichnung ableiten könnte — im Vordergrund. Das feingewebliche Bild ist durch ein sklerosiertes Stroma, das dilatierte Blutgefäße einschließt, gekennzeichnet (Abb. 33). Die Hautanhangsgebilde werden durch das konzentrisch geschichtete, aus kollagenen Fasern bestehende, Stroma eingeschlossen, so daß die Talgdrüsen sogar atrophisch sein können. Bei den weichen Fibromen fehlt in der Regel die angiomatöse Komponente.

17.3. Hippel-Lindau-Syndrom

Diesem Syndrom, das auch als Angiomatosis cerebri et retinae bezeichnet wird, liegen multiple Angiombildungen der Haut und des ZNS zugrunde. Bei den benignen Haut- und Kleinhirntumoren handelt es sich um fehlgebildete, hyperplastische Kapillaren. Mit dem Alter nehmen diese Veränderungen an Größe zu, so daß Kleinhirn-Symptome auftreten, die mit einem erhöhten Hirndruck einhergehen. Die in der Retina vorkommenden Angiome führen zu Netzhautablösung und Blutungen, später zur Erblindung. Neben den Kleinhirntumoren können auch Cysten im Bereich des Pankreas, Leberangiome sowie Hypernephrome der Nieren vorkommen. Letztlich sei darauf hingewiesen, daß der Kleinhirntumor Ursache einer paraneoplastischen Polyzythämie sein kann (THOMAS et al., 1974).

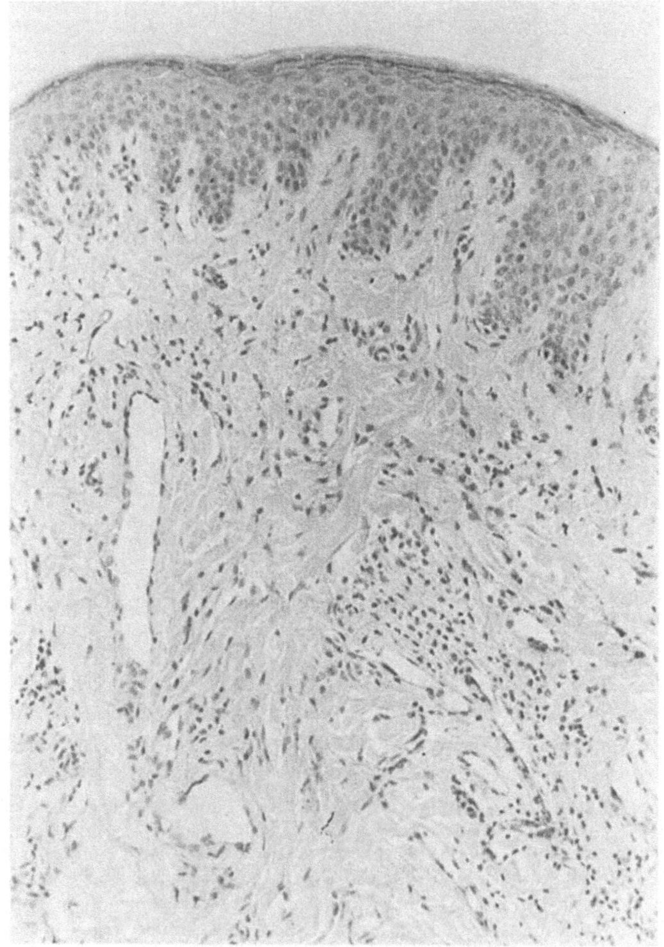

Abb. 33. Adenoma sebaceum bei Morbus Bourneville-Pringle, sog. Angiofibrom der Haut mit ausgeweiteten Gefäßlichtungen, die in einem kollagenfaserreichen Stroma liegen. HE-Fbg., 100fache Vergrößerung.

17.4. Sturge-Weber-Syndrom

Dieses angeborene Krankheitsbild ist auch unter den Bezeichnungen enzephalotrigeminale Angiomatose, kraniofaziale oder trigeminofaziale Angiomatose mit zerebraler Verkalkung bekannt. Es ist gekennzeichnet durch Gefäßmißbil-

dungen im Bereich der Haut (Naevus flammeus: Abb. 34), der Meningen, des
zentralen Nervensystems, seltener der Extremitäten. In Zusammenhang mit
diesen Entwicklungsfehlern treten Sehstörungen oder -defekte auf sowie Atrophien
der Choroidea, ein kongenitales Glaukom, Exophthalmus, Epilepsie und geistige
Retardierung.

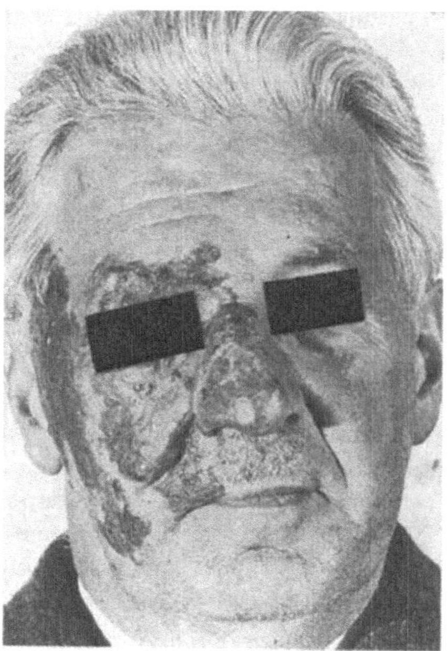

Abb. 34. Naevus flammeus bei Morbus Sturge-Weber.

Hautveränderungen: Eine typische Hautveränderung des Morbus Sturge-
Weber ist der ausgedehnte Naevus flammeus, der sich im Bereich des Nervus
trigeminus ausbreitet und von Gefäßmißbildungen derselben Meningen- und
Großhirnhälfte begleitet wird. Diese parieto-okzipitalen Gefäßkonvolute neigen
zur Verkalkung und lassen sich röntgenologisch darstellen. Neben dem Naevus
flammeus können auch noch andere kavernöse Angiome vorkommen, die — wie
beim Klippel-Trenaunay-Weber-Syndrom — zur Hemihypertrophie einer Ex-
tremität oder zu Knochen- und Bindegewebsveränderungen führen (BRAVERMAN,
1970).

Histologisch besteht der Naevus flammeus aus ektatischen Gefäßen mit proliferierten
Endothelien.

17.5. Basalzellnaevus-Syndrom

Dieses Syndrom wurde 1960 von HERMANS und Mitarbeitern als 5. Phakomatose oder als „Naevus epitheliomatodes multiplex" beschrieben. Die Bezeichnung „Basalzellnaevus-Syndrom" geht auf CLENDENNING et al. (1964) zurück.

Weitere Synonyma sind: Basalzellenkarzinom-Syndrom, multiple Basalzellnaevi-Syndrom, Gorlin-, Gorlin-Goltz- oder Ward-Syndrom.

Frühere Beschreibungen, die mit diesem Krankheitsbild weitgehend übereinstimmen, stammen von STRAITH (1939), BINKLEY und JOHNSON (1951), EISENBUD et al. (1952), GROSS (1953) sowie von HOWELL und CARO (1959).

Typisch für das Basalzellnaevus-Syndrom sind die Basalzellnaevi (NOMLAND, 1932; Naevo-Basaliom: GOTTRON, 1954), die sich histologisch nicht von den solitären Basaliomen und häufiger auch nicht von dem Epithelioma adenoides cysticum Brooke abgrenzen lassen (BINKLEY und JOHNSON, 1951; LAUSECKER, 1952; NOMLAND, 1932; NÖDL, 1954; HOWELL und CARO, 1959). Entscheidend für die Differentialdiagnose sind die klinischen Angaben: Verlauf, begleitende Entwicklungsstörungen in der Haut, im Nervensystem, Augen und anderen Organen, das Alter sowie die Multiplizität der Hauttumoren.

Pathogenese

Die multiplen Basalzellnaevi — und besonders das Vollbild des Basalzellnaevus-Syndroms — stellen ein autosomal dominantes Erbleiden dar, das in ca. 10% der Fälle auch familiär manifest wird (SUMMERLY und HALE, 1965). Nicht selten treten beim Basalzellnaevus-Syndrom auch Neurofibrome auf, so daß enge Beziehungen zu anderen Phakomatosen anzunehmen sind (CLENDENNING et al., 1964; DE GROOT et al., 1960; GERBER, 1965; HALTER, 1938; LAUGIER et al., 1966; THIES et al., 1960). Die beschriebenen Kombinationen eines Basalzellnaevus-Syndroms mit einem Turner-, Marfan-, Klippel-Feil- oder einem Waardenburg-Syndrom werden von CLENDENNING und Mitarbeitern (1964) erwähnt. Diese Beziehungen, der erbliche Charakter sowie das Auftreten von Entwicklungsstörungen in der Haut, im Nervensystem, in den Augen und im Mesenchym sprechen für die Bezeichnung *5. Phakomatose* (HERMANS et al., 1960; HERMANS, 1963; HERMANS et al., 1965). Übernimmt man die im amerikanischen Schrifttum vertretene Ansicht (ADAMS und REED, 1971) und bezeichnet man die Phakomatosen als „neurokutane Erkrankung mit mesodermaler Komponente", dann lassen sich die beim Basalzellnaevus-Syndrom vorkommenden mesenchymalen Gewebsveränderungen zwanglos einordnen.

Über chromosomale Störungen beim Basalzellnaevus-Syndrom berichteten HAPPLE und Mitarbeiter (1971: siehe hier Literaturübersicht zum Thema).

Pathologische Anatomie

Die beiden wichtigsten morphologischen Merkmale des Basalzellnaevus-Syndroms sind die Basalzellnaevi und die Keratinzysten im Kiefer. Weitere Befunde, die häufiger (+++) oder seltener (+) beobachtet werden, sind in der Tab. 26 aufgeführt.

Die Basalzellnaevi kommen häufiger multizentrisch vor und treten zwar bevorzugt im Gesicht (etwa 90% aller Tumoren sind in der Umgebung der Augenlider, in der Nasolabialfalte und in der Malarregion lokalisiert: Abb. 35) auf, können aber auch im Bereich der nichtlichtexponierten Körperpartien vorkommen. Es handelt sich um halbkugelige, stecknadelkopf- bis linsengroße, breit-

Tabelle 26. *Befunde beim Basalzellnaevus-Syndrom*
(*Aus: Happle et al., 1971, in Anlehnung an Gorlin et al., 1965*)

Befunde	relative Häufigkeit
Multiple Naevobasaliome	+++
Multiple Kieferzysten	+++
Rippenmißbildungen	+++
Ovarialfibrome	+++
Pseudohyperparathyreoidismus	+++
Duraverkalkung	+++
Palmo-plantare Dyskeratosen	++
Epithelzysten, Milien	+
Fibrome, Neurofibrome und Lipome der Haut	+

+++: charakteristischer Befund; ++: häufig; +: kommt gelegentlich vor.

basige Hauttumoren. Sie sind von fester Konsistenz und weisen gelegentlich eine stärkere Melaninpigmentierung auf. Größere Basalzellnaevi sind bereits als maligne entartet zu deuten, das heißt auch in ihrem biologischen Verhalten entsprechen sie einem Basaliom. In keiner Phase der Entwicklung lassen sich die Basalzellnaevi von Basaliomen unterscheiden. Faßt man alle Basalzellnaevi und Basaliome zusammen, dann ergibt sich nach der Zusammenstellung von SUMMERLY (1965) folgende histologische Häufigkeitsverteilung: 62% ulzerierende, 27% noduläre, 3,5% zystische, 3,5% morpheaartige, 2,7% oberflächliche und 1,3% stärker melaninpigmentierte Basaliome.

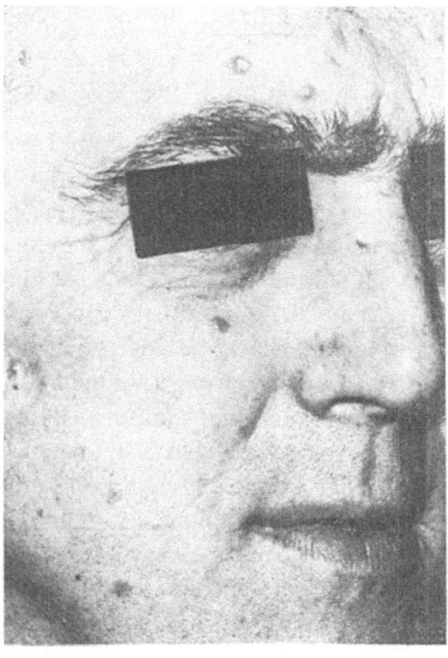

Abb. 35. Multiple oberflächliche Basalzellennaevi beim Gorlin-Goltz-Syndrom.

Die Keratinzysten kommen im Kiefer vor. Sie stellen sich röntgenologisch als ein- oder mehrkammerige Aufhellungen dar. Histologisch werden die Hohlräume von einem mehrschichtigen Plattenepithel ausgekleidet. Die netzartige Verzweigung des Epithels, die für odontogene Zysten recht typisch ist, fehlt.

Klinisches Bild

Das Basalzellnaevus-Syndrom kommt bei Frauen und Männern gleich häufig vor. Bei einer Auswertung von 125 Fällen konnte SUMMERLY (1965) einen Häufigkeitsgipfel bei 36 bis 40 Jahre alten Patienten feststellen. Allerdings gaben die meisten an, daß diese Hauttumoren schon über längere Zeit (im Durchschnitt fast 6 Jahre) bekannt waren. Die Basalzellnaevi sind bei Geburt nur selten vorhanden, treten aber spätestens bis zur Pubertät auf. Sie können isoliert vorkommen, charakteristisch ist jedoch ihre Multiplizität. Während eine maligne Entartung (Übergang in Basaliom) nicht unbedingt bei jedem Basalzellnaevus vorkommen muß, ist sie für das gesamte Krankheitsbild die Regel.

Bemerkenswert ist, daß neben den Basalzellnaevi, Basaliomen und Keratinzysten auch noch andere gut- und bösartige Tumoren vorkommen können. Auf die engen Beziehungen zu anderen Phakomatosen, insbesondere zum Morbus Recklinghausen, ist bereits hingewiesen worden. Daneben wurden auch noch andere Organgeschwülste beschrieben: Adenofibrome im Ovar (CLENDENNING et al., 1964), Nebennierenrindenadenome, Leiomyome des Uterus und Ösophagus (TAYLOR et al., 1968), multiple Leiomyome des Mesenterium (KAHN und GORDON, 1967), Fibrosarkome des Kiefers (BINKLEY und JOHNSON, 1951; HOWELL und CARO, 1959; REED, 1968), Medulloblastome (BINKLEY und JOHNSON, 1951; HERZBERG und WISKEMANN, 1963) sowie ein Uteruskarzinom (BATSCHWAROV und MINKOV, 1967), ein Melanom (SUMMERLY und HALE, 1965) und ein in die Lunge metastasierendes Basaliom (TAYLOR et al., 1968).

17.6. Das Louis-Bar-Syndrom (Ataxia teleangiectasia)

Das Louis-Bar-Syndrom ist ein seltenes autosomal rezessives Erbleiden, das in den Formenkreis der neurokutanen Syndrome oder Phakomatosen gehört. Formalpathogenetisch handelt es sich um eine genetisch bedingte Hemmung der Gefäßentwicklung und -versorgung des Gehirns. Bereits im Kindesalter manifestiert sich das Krankheitsbild durch eine progrediente zerebellare Ataxie, so daß in der Pubertät diese Kinder nicht mehr laufen oder stehen können. Gleichzeitig entwickelt sie auch eine recht charakteristische Sprachstörung („monotone skandierte Sprachweise"). Störungen in der Immunglobulinbildung begünstigen die Entstehungen von Lungenentzündungen auf dem Boden von Bronchiektasien, die zusammen mit häufiger vorkommenden malignen Lymphomen die Todesursachen im frühkindlichen oder Adoleszentenalter darstellen.

Hautveränderungen: Beim Louis-Bar-Syndrom kommen symmetrische Haut- und Schleimhautteleangiektasien vor, die bevorzugt im Gesicht und in den Konjuktiven auftreten. Sie weisen eine kontinuierliche Entwicklung auf und sind — als Frühsymptom — von diagnostischer Bedeutung. Gelegentlich kommen auch noch Café-au-lait-Flecken, ein vorzeitiges Ergrauen der Haare und eine Atrophie der Gesichtshaut vor.

18. Tumorsyndrome mit Hautveränderungen

Einige Geschwulstleiden sind an mehr oder weniger charakteristische Hautveränderungen syndromal gekoppelt. So weisen z. B. das Peutz-Jeghers-Syndrom und das Karzinoid eine typische Pigmentierung auf. Beim Gardner-Syndrom treten neben Darmtumoren auch Neubildungen in der Haut und im Knochen auf. Auf die Phakomatosen, die als neurokutanes Syndrom von Hautveränderungen begleitet werden, ist bereits hingewiesen worden.

18.1. Das Peutz-Jeghers-Syndrom

Es handelt sich um eine intestinale Polyposis mit einer typischen mukokutanen Melaninpigmentierung. Dieses dominant erbliche Leiden tritt in ca. 50% der Fälle familiär auf, andere abortive Fälle bleiben häufiger unerkannt. Sporadische Formen sind sehr selten. Neben dem hereditären Charakter sind die Hautflecken und die Darmpolypen typisch für das Peutz-Jeghers-Syndrom.

a) Die *Melaninflecken* kommen als multiple, 2 bis 5 mm im Durchmesser große hell- bis dunkelbraune Haut- und Schleimhautveränderungen vor. Sie treten bevorzugt im Lippenrot, in der Wangenschleimhaut und in der perioralen Gesichtshaut auf (Abb. 36). Seltenere Lokalisationen sind die Extremitäten

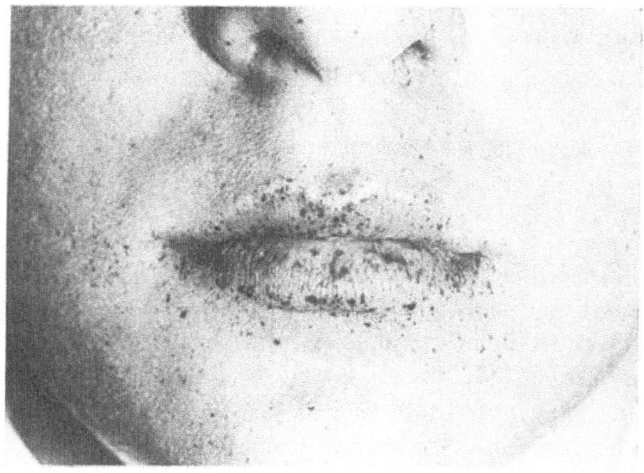

Abb. 36. Typische Melaninflecken der Haut und Lippen beim Peutz-Jeghers-Syndrom.

und die perianale Haut. Die Melaninflecken sind häufiger schon bei der Geburt vorhanden und nehmen im frühkindlichen Alter an Zahl zu. Sie sind von diagnostischer Bedeutung, klinisch aber symptomlos.

b) Als zweiter Befund ist die *intestinale Polyposis* mit Befall des Ileum und Jejunum, seltener des Ösophagus, Magens, Duodenum, Dickdarms und Rektum zu nennen. Bei diesen Polypen handelt es sich wahrscheinlich nicht um echte Adenome, sondern um Hamartome, die durch eine Fehlentwicklung der Muscularis mucosae entstehen. Der epitheliale Überzug besteht aus dem normalen Zellbestand der örtlichen Schleimhaut (Zylinderepithelien, Becherzellen, Panethsche Zellen und Zellen des APUD-Systems. OTTO et al., 1976). Die Durchflechtung der Drüsen durch glatte Muskelfasern kann eine Infiltration vortäuschen. Eine maligne Entartung mit Metastasierung ist selten beschrieben worden.

18.2. Das Gardner-Syndrom

Das Gardner-Syndrom ist ein autosomal dominantes Erbleiden mit Dickdarmpolypen, Hautzysten und mesodermalen Tumoren oder tumorartigen Veränderungen.

a) *Dickdarmtumoren:* Es handelt sich um adenomatöse Polypen, die bevorzugt im Colon und Rektum vorkommen. Sie werden in den meisten Fällen erst in der 3. Lebensdekade diagnostiziert. Im Alter von 40 Jahren kommt es bei fast 45% der Fälle zu einer malignen Entartung.

b) *Hautzysten:* Die epidermalen und pilären Hautzysten sind vorwiegend in der Kopfhaut lokalisiert und können schon bei der Geburt vorhanden sein. Sie neigen nicht zur Entartung.

c) *Mesodermale Tumoren und tumorartige Entwicklungsstörungen:* Zu den häufigsten Veränderungen des Mesenchyms beim Gardner-Syndrom zählen die Osteome des Schädels. Ferner kommen bei 45% der Fälle Fibromatosen (desmoide, retroperitoneale und mesenteriale Fibromatosen) vor.

18.3. Alopecia areata und Cronkhite-Canada-Syndrom

Begriffsbestimmung

Unter den Krankheitsbildern, die mit einer Polyposis intestinalis einhergehen, kann man genetisch und nicht genetisch bedingte Formen unterscheiden. Zu den genetisch bedingten gehören die familiäre multiple polypoide Adenomatosis, das Peutz-Jeghers-Syndrom, das Gardner-Syndrom und das Turcot-Syndrom. Zu der 2. Gruppe zählen die isolierten intestinalen Polypen, die diffuse gastrointestinale Polyposis und das Cronkhite-Canada-Syndrom.

Beim Cronkhite-Canada-Syndrom handelt es sich um eine Polyposis im Bereich des Gastrointestinaltraktes, bei der außerdem eine Alopecia areata, eine Onychoatrophie und eine verstärkte Pigmentierung auftreten. Die Erstbeschreibung ist auf CRONKHITE und CANADA im Jahre 1955 zurückzuführen.

Pathogenese

Die beim Cronkhite-Canada-Syndrom beobachteten ektodermalen Veränderungen (Alopecia areata, Onycho-Atrophie, Hyperpigmentation) können auch bei verschiedenen anderen Erkrankungen auftreten, so z. B. wird ein Haarausfall nach akuten Infektionen, nach chronischer Systemerkrankung, bei Leberschäden, bei hohem Fieber, bei psychischen Traumen oder auch nach Therapie mit Anti-koagulantien, Zytostatika oder Thallium beobachtet (Falkson und Schulz, 1960; Braun-Falco, 1961; Kligman, 1961; Arnold et al., 1964). Ektodermale Schäden können auch in Verbindung mit einer idiopathischen Steatorrhoe, ulzerierenden Kolitis oder Enteritis vorkommen (Bennet et al., 1932; Andrell, 1959). Haarausfall, Nagelverlust und Hyperpigmentation lassen sich auch beim chronischen Hypoparathyreodismus oder anderen mit Hypokalzämie einher-gehenden Krankheiten nachweisen (Emserson et al., 1941; Learner und Brown, 1943).

Wie lassen sich die pathologischen Hautveränderungen speziell beim Cronkhite-Canada-Syndrom erklären? Die Erstbeschreiber vermuteten, daß die Schleimhaut-veränderungen des Gastrointestinaltraktes zu einer Resorptionsstörung ins-besondere des Vitamin A, Riboflavin, Pyridoxin, Nikotinsäure und Askorbinsäure führen und somit über einen Substratmangel ektodermale Veränderungen her-vorrufen.

Martini und Dölle (1961), Nishiyama et al. (1965) ùnd Orimo et al. (1969) wiesen auf die erniedrigten Serumproteinwerte bei 9 Fällen und den erniedrigten Kalziumspiegel bei 7 Fällen hin, die sie als Folge eines erhöhten Verlustes im Darmbereich deuteten.

Für Jarnum und Jensen (1966) sind die Hautveränderungen nicht als sekun-däre Folge des Elektrolytverlustes anzusehen, sondern — ebenso wie die Magen-Darm-Veränderungen — auf einen einzigen z. Z. noch unbekannten Faktor zurückzuführen. Letztlich wurden von Kennedy und Hirson (1961) Infektionen oder Toxine als kausale Noxen diskutiert.

Pathologische Anatomie

Beim Cronkhite-Canada-Syndrom treten folgende Veränderungen im Bereich der Haut auf: Alopecia areata, Onychoatrophie und eine Hyperpigmentierung. Bei der Alopecia areata handelt es sich um einen relativ schnellen Haarausfall, der an allen Haare-tragenden Körperstellen auftreten kann. Es bilden sich gut abgegrenzte, kahle, ovale oder runde Stellen. Die umgebenden Haare können gebrochen oder dünn sein und lassen sich leicht herausziehen. Diese heraus-gezogenen Haare vergleicht man in ihrer Form einem Ausrufungszeichen. Histo-logisch kann man zu Beginn der Alopecia areata zunächst eine Atrophie der Haarmatrix sehen, später wird der gesamte Follikel klein und enthält schließlich nur noch ein rudimentäres Haar (Montagna, 1962).

Die meist zur gleichen Zeit festgestellten Nagelveränderungen betreffen so-wohl die Finger- als auch die Zehennägel. Zunächst wird ein verlangsamtes Wachstum beobachtet, das schließlich zu einer Atrophie und Verlust der Nägel führt. Martini und Dölle (1961) sprachen im Gegensatz zu anderen Autoren von einer „Mycosis".

Form und Größe der hyperpigmentierten Hautareale werden unterschiedlich beschrieben. Sie werden als diffus, multipel, punktförmig, mohnkorn-, reiskorn-groß oder miliar bezeichnet. Histologisch erkennt man eine verstärkte Melanin-pigmentierung der Basalzellenschicht, aber keine Vermehrung der Melanozyten wie beim Peutz-Jeghers-Syndrom (Nishiyama et al., 1965).

Klinisches Bild

Das Cronkhite-Canada-Syndrom beginnt mit uncharakteristischen Symptomen: herabgesetzter Appetit, Bauchschmerzen und Diarrhoe, häufiger mit Fettstühlen. In Verbindung mit der Hypokalziämie können tetanische Zustände auftreten. Die ektodermalen Veränderungen werden frühzeitig bzw. gleichzeitig oder in einem Abstand von 1 bis 10 Monaten nach Krankheitsbeginn beobachtet.

Die Haarveränderungen waren bei 10 publizierten Fällen wie folgt lokalisiert

Skalp	10 Fälle
Achseln	7 Fälle
Schamgegend	7 Fälle
Augenbrauen	3 Fälle
Wimpern	3 Fälle
„Gesicht"	1 Fall

Der Haarverlust stellte sich in einem Zeitraum von 3 Tagen bis 4 Wochen ein (IZUMI et al., 1970). Die Hyperpigmentation wurde bei 9 der 10 Fälle erwähnt, sie war an den Händen, Füßen, Unterarmen, Körperfalten, Rücken und im Gesicht lokalisiert.

Das Alter der Patienten (5 ♂ und 6 ♀) lag zwischen 42 und 75 Jahren.

Verlauf: 6 Patienten verstarben 6 bis 24 Monate nach der Diagnosestellung in Folge der schweren Darmveränderungen. Bei dem von ZDANSKY und RIEDERER (1963) beschriebenen Fall gingen die Hautveränderungen und die Darmstörung nach Hemikolektomie zurück. Über eine spontane Rückbildung dieses Krankheitsbildes berichteten KENNEDY und HIRSON (1961).

Tumoren, die von einer Alopecia areata begleitet werden

Bei den Tumoren des Cronkhite-Canada-Syndroms handelt es sich um adenomatöse Polypen des Magen-Darm-Traktes (bei einem Patienten auch im Ösophagus) mit einem Durchmesser von höchstens 1 mm. Nur bei einem Fall wurde eine maligne Entartung eines Polypen im Jejunum und eines weiteren im Kolon beobachtet.

18.4. Das Karzinoid-Syndrom

Das Karzinoid-Syndrom ist eine tumorbedingte Überfunktionsendokrinopathie, die bei typischer Symptomatik und Biochemie durch ein Karzinoid hervorgerufen wird.

Bei den meisten Karzinoid-Syndromen wird ein Ileumkarzinoid mit Lebermetastasen beobachtet. Seltenere Lokalisationen sind Bronchus, Magen und Gallenblase. Auch andere maligne Organtumoren können eine ähnliche Symptomatik induzieren, so zum Beispiel das kleinzellige Bronchialkarzinom (möglicherweise die maligne Variante des Bronchuskarzinoids), das Inselzellkarzinom des Pankreas und das medulläre Schilddrüsenkarzinom, die zum APUD-System gehören (ausführliche Literaturübersicht bei THOMAS et al., 1974). Formalpathogenetisch hat man die Karzinoid-Symptome und -Veränderungen auf das Serotonin zurückgeführt, da es die Kapillaren erweitern und die Darmperistaltik verstärken kann. Biochemische und experimentelle Befunde haben aber gezeigt, daß auch noch andere Substanzen für das Karzinoid-Syndrom mitverantwortlich sein müssen, so z. B. verschiedene

Kinine und möglicherweise auch Prostaglandin. Gemeinsam ist allen diesen Verbindungen ihre synergistische Wirkung auf das 5-Hydroxytryptamin.

Die klinischen Symptome beim Karzinoid-Syndrom umfassen:

a) *Hautveränderungen.* Die Flush-Attacken stellen das Initialsymptom dar. Sie dauern in den meisten Fällen nur 1 bis 2 Minuten und bestehen aus einer Rötung der Gesichtshaut, seltener der Haut des Nackens, der Brust oder der Extremitäten. Die Rötung wird häufiger auch von einer leichten Zyanose begleitet. Mit zunehmender Dauer des Syndroms entwickelt sich in der Gesichtshaut ein persistierendes Erythem mit Teleangiektasien. Diese dunkle Gesichtstönung weicht deutlich von der blassen Hautfarbe anderer Körperregionen ab (Abb. 37). BROWN und Mitarbeiter (1967) beschrieben pellagraähnliche Hautveränderungen beim Karzinoid-Syndrom.

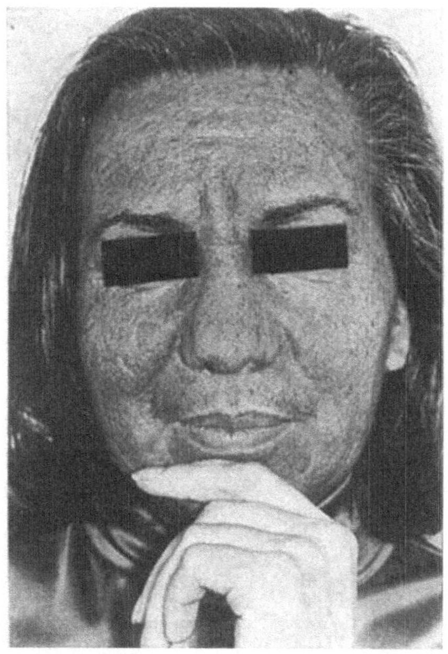

Abb. 37. Persistierendes Gesichtserythem beim Karzinoid-Syndrom. Vergleiche die normale Hautfarbe der Hand.

b) *Andere Karzinoid-Symptome.* Typisch für das Karzinoid-Syndrom sind die Störungen der Darmmotilität (Diarrhoe und Abdominalschmerzen), Asthmaanfälle und die Verdickung der Klappen des rechten Herzens (in ca. 50% der Fälle vorkommend).

Literatur

ACHORD, J. L., PROCTOR, H. D.: Malignant degeneration and metastasis in Peutz-Jeghers syndrome. Arch. intern. Med. **111**, 498—502 (1963).

ADAMS, R. D., REED, W. B.: Neurocutaneous disease. In: Dermatology in general medicine (FITZPATRICK, T. B., ARNDT, K. A., CLARK, W. H., EISEN, A. Z., VAN SCOTT, E. J., VAUGHAN, J. H., Hrsg.). New York: McGraw-Hill. 1971.

AGUILAR, M. I., KAMOSHITA, S., LANDING, B. H., BODER, E., SEDGWICK, R. P.: Pathological observations in ataxia-teleangiectasia: A report on 5 cases. J. Neuropath. exp. Neurol. **27**, 659—676 (1968).

ALBRIGHT, F., BUTLER, A. M., HAMPTON, A. O., SMITH, P.: Syndrome characterized by osteitis fibrosa disseminata, areas of pigmentation and endocrine dysfunction, with precocious puberty in females, report auf 5 cases. New Engl. J. Med. **216**, 727—746 (1937).

ANDRELL, O.: Ventrikelpolyper och alopecia areata. Svensk. Läkartidningen **56**, 2779—2782 (1959).

ARNOLD, W., HERZBERG, J. J., LUDWIG, E., STURDE, H.: Die Dynamik des Haarausfalls bei Thalliumvergiftung. Arch. klin. exp. Derm. **218**, 396—414 (1964).

BANDLER, M.: Hemangiomas of the small intestine associated with mucocutaneous pigmentation. Gastroenterology **38**, 641—645 (1960).

BARTHOLOMEW, L. G., DAHLIN, D. C., WAUGH, J. H.: Intestinal polyposis associated mucocutaneous melanin pigmentation (Peutz-Jeghers syndrome). Gastroenterology **32**, 34 (1957).

BATSCHWAROV, B., MINKOV, D.: Naevobasaliom, Mesenterialzysten und Malignom. Derm. Wschr. **153**, 1294—1302 (1967).

BEAN, W. B., WALSH, J. R.: Venous lakes. Arch. Derm. Syph. (Chic.) **74**, 459—463 (1956).

BEAN, W. B.: Vascular spiders and related lesions of the skin. Springfield, Ill.: Ch. C Thomas. 1958.

BEAN, W. B., RATHE, I.: Universal angiomatosis. Arch. Int. Med. **112**, 869—874 (1963).

BENNET, T. I., HUNTER, D., VAUGHAN, J. M.: Idiopathic steatorrhoea (Gee's disease). Quart. J. Med. **1**, 603—677 (1932).

BINKLEY, G. W., JOHNSON, H. H.: Epithelioma adenoides cysticum: Basal cell nevi agenesis of corpus callosum and dental cysts. Arch. Derm. Syph. **63**, 73—84 (1951).

BRAUN-FALCO, O.: Klinik und Pathomechanismus der Endoxan-Alopecie als Beitrag zum Wesen cytostatischer Alopecie. Arch. klin. exp. Derm. **212**, 194—216 (1961).

BRAVERMAN, I. M.: Skin signs of systemic disease. Philadelphia—London—Toronto: W. B. Saunders. 1970.

BROOKE, H. A. G.: Epithelioma adenoides cysticum. Brit. J. Derm. **4**, 269 (1892).

BROWN, H., KAHIL, M. E., GREGORY, C. H.: Functioning carcinoid tumor. In: Cancer of the gastrointestinal tract. Chicago: Year Book Med. Publ. 1967.

BUTTERWORTH, T., WILSON, M.: Dermatologic aspects of tuberous sclerosis. Arch. Derm. Syph. **43**, 1—41 (1941).

CAPUTE, A. J., RIMOIN, D. L., KONIGSMARK, B. W., ESTERLY, N. B., RICHARDSON, F.: Congenital deafness and multiple lentigines. Arch. Derm. **100**, 207—213 (1969).

CAROL, W. L. L., GODFRIED, E. G., PRAKKEN, J. R., PRICK, J. J. G.: v. Recklinghausen'sche Neurofibromatosis, Atrophodermia vermiculata und kongenitale Herzanomalie als Hauptkennzeichen eines familiär hereditären Syndroms. Dermatologica **81**, 345—365 (1940).

CASTIELLO, R. J., LYNCH, P. J., ARBOR, A.: Pellagra and the carcinoid syndrome. Arch. Derm. **105**, 574—577 (1972).

CLENDENNING, W. E., HERDT, J. R., BLOCK, J. B.: Ovarian fibromas and mesenteric cysts: their association with hereditary basal cell cancer of skin. Amer. J. Obstet. Gynec. **87**, 1008—1012 (1963).

CLENDENNING, W. E., BLOCK, J. B., RADDE, I. C.: Basal cell nevus syndrome. Arch. Derm. **90**, 38—53 (1964).

CRONKHITE, L. W., CANADA, W. J.: Generalized gastrointestinal polyposis. New Engl. J. Med. **252**, 1011—1015 (1955).

CROWE, F. W., SCHULL, W. J., NEEL, J. V.: Multiple neurofibromatosis. Springfield, Ill.: Ch. C Thomas. 1956.

DA CRUZ, G. M. G.: Generalized gastrointestinal polyposis. Amer. J. Gastroent. **47**, 504 bis 510 (1967).

DAVIDSON, F.: Multiple naevoid basal cell carcinomata and associated congenital abnormalities. Brit. J. Derm. **74**, 439—444 (1962).

DE GROOT, W. P., SLOOTEN, E. A. VAN, PRAKKEN, I. R.: Moeder en dochter met neurofibromatosis van von Recklinghausen, atrophodermia vermiculata, aangeboren hartgebrek en multieple carcinomata basocellularia. Ned. T. Geneesk. **104**, 1509 (1960).

DIJK, E. VAN, SANDERINK, J. F. H.: Basal cell naevus syndrome. Dermatologica **134**, 101—106 (1967).

DIVRY, P., VAN BOGAERT, L.: Une maladie familiale charactérisée par une angiomatose diffuse corticoméningée non calcificante et une démyélinisation progressive de la substance blanche. J. Neurol. Neurosurg. Psych. **9**, 41—54 (1946).

EISENBUD, L., BROOKS, H., BUSCH, S.: Klippel-Feil syndrome with multiple cysts of jawbones. Oral Surg. **5**, 659—666 (1952).

EMSERSON, K., WALSH, F. B., HOWARD, J. E.: Isopathic hypoparathyroidism: report of two cases. Ann. Int. Med. **14**, 1256—1270 (1941).

ERP, I. F. R. VAN: Naevus epitheliomatodes multiplex. Dermatologica **136**, 257—264 (1968).

FALKSON, G., SCHULZ, E. I.: Endoxan alopecia. Brit. J. Derm. **72**, 296—301 (1960).

FEMAN, ST. S., APT, L., ROTH, A. M.: The basal cell nevus syndrome. Amer. J. Ophthal. **78**, 222—228 (1974).

FITZPATRICK, T. B., SZABO, G., HORI, Y., SIMONE, A., REED, W. B., GREENBERG, M. H.: White leaf-shaped macules, earliest visible sign of tuberous sclerosis. Arch. Derm. (Chic.) **98**, 1—6 (1968).

GARDNER, E. J., PLENK, H. D.: Hereditary pattern for multiple osteomas in family group. J. hum. Genet. **4**, 31—36 (1952).

GARDNER, E. J., RICHARDS, R. C.: Multiple cutaneous and subcutaneous lesions occurring simultaneously with hereditary polyposis and osteomatosis. Amer. J. hum. Genet. **5**, 139—147 (1953).

GERBER, N. J.: Zur Pathologie und Genetik des Basalzell-Naevus-Syndroms. Humangenetik **1**, 354—373 (1965).

GOLD, A. P., FREEMAN, J. M.: Depigmented nevi: The earliest sign of tuberous sclerosis. Pediatrics **35**, 1003—1005 (1965).

GORLIN, R. J., GOLTZ, R. W.: Multiple nevoid basal-cell epithelioma, jaw cysts and bifid rib. A syndrome. New Eng. J. Med. **262**, 908—912 (1960).

GORLIN, R. J., YUNIS, J. J., TUNA, N.: Multiple nevoid basal-cell carcinoma, odontogenic keratocyts and skeletal anomalies syndrome. Acta dermato-venereol. (Stockh.) **43**, 39—55 (1963).

GORLIN, R. J., VICKERS, R. A., KELLN, E., WILLIAMSON, J. J.: The multiple basalcell nevi syndrome. An analysis of a syndrome consisting of multiple nevoid basal-cell carcinoma, jaw cysts, skeletal anomalies, medulloblastoma and hyporesponsiveness to parathormone. Cancer **18**, 89—104 (1965).

GOTTRON, H. A.: Siehe bei NÖDL, F. (1954).

GROSS, P. P.: Epithelioma adenoides cysticum with follicular cysts of maxilla and mandible. Report of a case. J. Oral Surg. **11**, 160—165 (1953).

HALTER: Abortiver Morbus Recklinghausen. Zbl. Haut- u. Geschl.-Kr. **58**, 413 (1938).

HAPPLE, R., MEHRLE, G., SANDER, L. Z., HÖHN, H.: Basalzellnävus-Syndrom mit Retinopathia pigmentosa, rezidivierender Glaskörperblutung und Chromosomenveränderungen. Arch. Derm. Forsch. **241**, 96—114 (1971).

HEINE, H., SCHAEG, G., NASEMANN, Th.: Licht und elektronenmikroskopische Untersuchungen zur Pathogenese der Neurofibromatose. Arch. Derm. Res. **256**, 85—95 (1976).

HERMANS, E. H., GROSFELD, J. C. M., VALK, L. E. M.: Eine fünfte Phakomatose. Naevus epitheliomatodes multiplex. Hautarzt **11**, 160—164 (1960).

HERMANS, E. H.: A fifth phacomatosis. Naevus epitheliomatodes multiplex. Dermatologica (Basel) **127**, 216—218 (1963).

HERMANS, E. H., GROSFELD, J. C. M., SPAAS, J. A. J.: The fifth phacomatosis. Dermatologica (Basel) **130**, 446—476 (1965).

HERZBERG, J. J., WISKEMANN, A.: Die fünfte Phakomatose, Basalzellnaevus mit familiärer Belastung und Medulloblastom. Dermatologica **126**, 106—123 (1963).

HOEVE, J. V. D.: Augengeschwülste bei tuberösen Hirnsklerosen. Arch. Ophthal. (Berl.) **105**, 880—898 (1921).

HOWELL, J. B., CARO, M. R.: The Basalcell nevus. Its relationship to multiple cutaneous cancers and associated anomalies of development. Arch. Derm. **79**, 67—80 (1959).

IZUMI, A. K., ROSATO, F. E., SHELLEY, W. B.: Alopecia areata in association with intestinal polyposis. Acta dermato-venereol. (Stockh.) 50, 381—384 (1970).

JABLONSKA, ST.: Basaliome naevoider Herkunft. Hautarzt 12, 147—157 (1961).

JARNUM, S., JENSEN, H.: Diffuse gastrointestinal polyposis with ectodermal changes. Gastroenterology (Baltimore) 50, 107—118 (1966).

JEGHERS, H., McKUSICK, V. A., KATZ, K. H.: Generalized intestinal polyposis and melanin spots of the oral mucosa, lips and digits. A syndrome of diagnostic significance. New Engl. J. Med. 241, 993—1005 und 1031—1036 (1949).

JEUNE, M., TOMMASI, M., FREYCON, F., NIVELON, J. L.: Syndrome familial associé d'ataxie, de'surdité et d'oligophrénie, de'sclérose myocardique d'évolution fatale chez l'un des enfants. Pédiatrie 18, 984—987 (1963).

JOHNSTON, M. M., VOSBURGH, J. W., WIENS, A. T., WALSH, G. C.: Gastrointestinal polyposis associated with alopecia, pigmentation, and atrophy of the fingernails and toenails. Ann. Intern. Med. 50, 935—940 (1962).

KAHN, L. B., GORDON, W.: The basal cell naevus syndrome — Report of a case. S. Afr. med. J. 2, 832—835 (1967).

KAPLAN, B. J.: Gardner's syndrome, heredofamilial adenomatosis associated with "soft and hard" fibrous tumours and epidermoid cysts. Dis. Colon. Rect. 4, 252—262 (1961).

KENNEDY, J. A., HIRSON, C.: A transient syndrome with Peutz-Jeghers features and ectodermal change. Proc. Roy. Soc. Med. 54, 234—235 (1961).

KLEEMANN, W., WIEMERS, U., BUCHHOLZ, W.: Bedeutung der multiplen Basaliome beim Gorlin-Goltz-Syndrom. Z. Hautkr. 48, 1049—1056 (1973).

KLIGMAN, A. M.: Pathologic dynamics of human hair loss. Arch. Derm. 83, 175—198 (1961).

KLIPPEL, M., TRENAUNAY, P.: Du naevus variqueux ostéo-hypertrophique. Arch. gén. méd. (Paris) 3, 641—672 (1900).

KLOSTERMANN, G. F.: Melaninflecke besonderer Anordnung, ein diagnostischer Hinweis auf Polyposis. Das Peutz'sche Syndrom. Dtsch. med. Wschr. 81, 631—632 (1956).

KLOSTERMANN, G. F.: Klinische, histologische und erbbiologische Studien am sogenannten Peutz-Syndrom. Stuttgart: G. Thieme. 1960.

KNOTH, W., EHLERS, G.: Über das Epithelioma adenoides cysticum als Phakomatose Brooke-Spiegler. Hautarzt 11, 535—545 (1960).

LASSMANN, H., JURECKA, W., GEBHART, W.: Some electron microscopic and autoradiographic results concerning cutaneous neurofibromas in von Recklinghausen's disease. Arch. Derm. Res. 255, 69—81 (1976).

LAUGIER, P., OPPERMAN, A., PAGEAUT, G.: Syndrome naevique à prédominance basocellulaire (5e phacomatose). Ann. Derm. Syph. (Paris) 93, 361—372 (1966).

LAUMONIER, R., LAQUERRIERE, R., GUILLARD, J.: Pathologie du syndrome de Peutz Jeghers. Ann. Anat. Path. (Paris) 10, 75—98 (1965).

LAUSECKER, H.: Beitrag zu den Naevo-Epitheliomen. Arch. Derm. 194, 639—662 (1952).

LEARNER, N., BROWN, C. L.: Ectodermal disorders in chronic hypoparathyroidism. J. Clin. Endocrinol. 3, 261—264 (1943).

LEVER, W. F., SCHAUMBURG-LEVER, G.: Histopathology of the skin. Philadelphia—Toronto: J. B. Lippincott. 1975.

MAFUCCI, A.: Di un caso encondroma ed angioma multiplo; contribuzione alla genesi embrionale dei tumori. Movimento medico-chirurgico 3, 399—412 (1881).

MANOUSOS, O., WEBSTER, C. U.: Diffuse gastrointestinal polyposis with ectodermal changes. Gut 7, 375—379 (1966).

MARTINI, G. A., DÖLLE, W.: Ménétrier-Syndrom. Dtsch. med. Wschr. 86, 2524—2530 (1961).

McALLISTER, A. J., HICKEN, N. F., LATIMER, R. G., CONDON, V. R.: Seventeen patients with Peutz-Jeghers syndrome in 4 generations. Amer. J. Surg. 114, 839—843 (1967).

MONTAGNA, W.: The structure and function of skin. New York: Acad. Press. 1962.

NEELY, M. G., GILLESPIE, G.: Peutz-Jeghers syndrome: sporadic and familial. Brit. J. Surg. 54, 378—381 (1967).

NICKEL, W. R., REED, W. B.: Tuberous sclerosis. Arch. Derm. (Chic.) 85, 209—226 (1962).

NISHIYAMA, S., MORI, S., HARADA, S.: Gastrointestinale Polyposis mit universeller Alopecie, Onychodystrophie und Pigmentation der Haut. Arch. klin. exp. Derm. 221, 144 bis 161 (1965).

Nödl, F.: Das sogenannte Übergangsepitheliom. Arch. Derm. Syph. (Berl.) 197, 256—302 (1954).

Nomland, R.: Multiple basal cell epitheliomas originating from congenital pigmented basal cell naevi. Arch. Derm. Syph. 25, 1002—1008 (1932).

Oates, J. A., Butler, T. C.: Pharmacologic and endocrine aspects of carcinoid syndrome. Advances Pharmacol. 5, 109—128 (1967).

Orimo, H., Fujita, T., Yoshikawa, M., Takemoto, T., Matsuo, Y., Nakao, K.: Gastro-intestinal polyposis with proteinlosing enteropathy, abnormal skin pigmentation and loss of hair and nails (Cronkhite-Canada-Syndrome). Amer. J. Med. 47, 445—449 (1969).

Osler, W.: On multiple hereditary teleangiectases with recurring haemorrhages. Quart. J. Med. 1, 53—58 (1907/08).

Otto, H. F., Wanke, M., Zeitlhofer, J.: Darm und Peritoneum. In: Spezielle patho-logische Anatomie (Doerr, N., Seifert, G., Uehlinger, E., Hrsg.), Band 2/2. Berlin—Heidelberg—New York: Springer. 1976.

Peutz, J. L. A.: Over een zeer merkwaardige, gecombineerde familiaire polyposis van de slijmvlienzen, van den tractus intestinalis met die van de neuskeelholte en geepard met eigenaardige pigmentaties van huid en slijmvliezen. Ned. Maandschr. Geneesk. 10, 134 bis 146 (1921).

Recklinghausen, F. D. v.: Multiple Enchondrome der Knochen in Verbindung mit mul-tiplen phlebogenen, cavernösen Angiomen der bedeckenden Weichteile. Virch. Arch. 118, 4—18 (1889).

Reed, W. B., Nickel, W. R., Campion, G.: Internal manifestations of tuberous sclerosis. Arch. Derm. (Chic.) 87, 715—728 (1963).

Reed, J. C.: Nevoid basal cell carcinoma syndrome with associated fibrosarcoma of the maxilla. Arch Derm. 97, 304—306 (1968).

Rendu, H.: Epistaxis répétées chez un sujet porteur de petits angiomes cutanés et mu-queux. Bull. Soc. méd. Hôp. (Paris) 13, 731—733 (1896).

Schminke, A.: Recklinghausen'sche Krankheit. In: Handbuch der speziellen pathologi-schen Anatomie und Histologie, Bd. XIII/4. Berlin—Göttingen—Heidelberg: Springer. 1956.

Smith, W. G.: Multiple polyposis Gardner's syndrome and desmoid tumors. Dis. Colon Rectum 1, 323—332 (1958).

Straith, F. E.: Hereditary epidermoid cyst of the jaws. Am. J. Orthodont. 25, 673—691 (1939).

Summerly, R.: Basal cell carcinoma. An aetiological study of patients aged 45 and under with special reference to Gorlin's syndrome. Brit. J. Derm. 77, 9—15 (1965).

Summerly, R., Hale, A. J.: Basal cell naevus syndrome. Trans. St. John Derm. Soc. 51, 77—79 (1965).

Taylor, W. B., Anderson, D. E., Howell, J. B., Thurston, C. S.: The nevoid basal cell carcinoma syndrome. Autopsy findings. Arch. Derm. Syph. (Chic.) 98, 612—614 (1968).

Thies, W., Dorn, H., Weise, H. J.: Zur Frage der Naevobasaliome. Arch. klin. exp. Derm. 210, 291—312 (1960).

Thomas, C., Windt, T., Grom, E.: Hämatologische und endokrine Formen des paraneo-plastischen Syndroms. Stuttgart—New York: F. K. Schattauer. 1974.

Tobias, C.: Zum Basalzellnaevus-Kiefercysten-Syndrom (Ward-Syndrom) mit familiärem Auftreten. Schweiz. med. Wschr. 97, 949—953 (1967).

Touraine, A.: La mélanoblastose neuro-cutanée. Présse med. 49, 1087—1088 (1941).

Touraine, A.: Les mélanoses neuro-cutanées. Ann. Derm. Syph. (Paris) 9, 489—524 (1949).

Ward, W. H.: Nevoid basal cell carcinoma associated with dyskeratosis of palms and soles. New entity. Australian J. Derm. 5, 204—207 (1960).

Yunis, J. J., Tuna, N.: Multiple nevoid basal cell carcinoma, odontogenic keratocysts and skeletal anomalies. A syndrome. Acta dermato.-venereol. (Stockh.) 43, 39—55 (1963).

Zackheim, H. S., Howell, J. B., Loud, A. V.: Nevoid basal cell carcinoma syndrome. Arch. Derm. 93, 317—323 (1966).

Zdansky, E., Riederer, J.: Gastrointestinale polypöse Adenomatose mit Hyproprotein-ämie und ektodermalen Störungen. Radiol. Clin. (Basel) 32, 254—263 (1963).

Sachverzeichnis

Druck: VEB Druckhaus „Maxim Gorki"
DDR - 74 Altenburg
5000/149/78